LOCUS

LOCUS

LOCUS

LOCUS

Smile, please

smile 122
瑜伽瑪拉——
帕達比・喬艾斯親手撰著的阿斯坦加瑜伽
YOGA MALA: The Original Teachings of Ashtanga Yoga Master Sri K. Pattabhi Jois

作者：帕達比・喬艾斯（Sri K. Pattabhi Jois）
譯者：伍立人
責任編輯：江怡瑩
美術編輯：三人制創工作室
校對：李俊男
法律顧問：董安丹律師、顧慕堯律師
出版者：大塊文化出版股份有限公司
台北市 105022 南京東路四段 25 號 11 樓
www.locuspublishing.com
讀者服務專線：0800-006689
TEL：(02) 87123898 FAX：(02)87123897
郵撥帳號：18955675 戶名：大塊文化出版股份有限公司

總經銷：大和書報圖書股份有限公司
地址：新北市新莊區五工五路 2 號
TEL：(02) 89902588 FAX：(02) 22901658
初版一刷：2015 年 7 月
初版九刷：2022 年 11 月

定價：新台幣 300 元
Print in Taiwan

國家圖書館出版品預行編目 (CIP) 資料

瑜伽瑪拉 : 帕達比 . 喬艾斯親手撰著的阿斯坦加瑜伽 / 帕達比 . 喬艾斯 (Sri K. Pattabhi Jois) 著 ; 伍立人譯 . -- 初版 . -- 臺北市 : 大塊文化 , 2015.07
面； 公分 . -- (smile)
譯自 : Yoga mala : the original teachings of Ashtanga yoga master Sri K. Pattabhi Jois

ISBN 978-986-213-613-3(平裝)
1. 瑜伽
411.15　　104009833

帕達比・喬艾斯
親手撰著的
阿斯坦加瑜伽

SRI K. PATTABHI JOIS

帕達比・喬艾斯 著　伍立人 譯

YOGA 瑜伽瑪拉 MALA

The Original Teachings of Ashtanga Yoga Master Sri K. Pattabhi Jois

ಶ್ರೀ:

ಯೋಗ ಮಾಲಾ.

ಶ್ರೀನಾಥಂ ಸಚ್ಚಿದಾನಂದಂ ಪತಂಜಲಿಂ ಫಣೀಶ್ವರಂ ತಥಾ ।
ಯೋಗೇಶ್ವರಂ ಶ್ರೀಗುರುಂ ಚ ಕೃಷ್ಣಾಚಾರ್ಯಂ ನಮಾಮ್ಯಹಂ ॥
ವಂದೇ ಗುರೂಣಾಂ ಚರಣಾರವಿಂದೇ ಸಂದರ್ಶಿತಸ್ವಾತ್ಮಸುಖಾವಬೋ
ಧೇ । ನಿಃಶ್ರೇಯಸೇ ಜಾಂಗಲಿಕಾಯಮಾನೇ ಸಂಸಾರ ಹಾಲಾಹಲ ಮೋಹಶಾಂತ್ಯೈ ॥

ಯೋಗಾಂಗಸಾಧನೆಂಬುದು ನಮ್ಮ ಋಷ್ಯರಿಗೆ ಹೊಂದಿದಲ್ಲ ಇರುವ ಅನಾದಿಕಾಲದಿಂದಲೂ ಅನುಷ್ಠಾನವಾಗಿಬಂದ ಶ್ರೇಷ್ಠವಾದ ಧರ್ಮ ಸಮ್ಮತವಾದ ಸನಾತನ ಧರ್ಮ. ಈ ಧರ್ಮವನ್ನು ನಮ್ಮ ಭಾರತೀಯರು ಅಭ್ಯಸಿಸಿ ದೇವತ್ವವನ್ನು ಪಡೆದ ಅನೇಕ ಕಥೆಗಳು ಇತಿಹಾಸಗಳಿಂದ ಗೊತ್ತಾಗುತ್ತದೆ. ಈ ಯೋಗವಿದ್ಯೆಯು ಎಲ್ಲ ಶಾಸ್ತ್ರಗಳಿಗೂ ಮೂಲಭೂತವಾದದ್ದು ಮತ್ತು ಅದಿಕಾರಿಯದಂತೆ ಇರುತ್ತದೆಂದು ಶಾಸ್ತ್ರಗಳಿಂದಲೇ ಗೊತ್ತಾಗುತ್ತದೆ. ಈಗ ನಾವುಗಳು ಅಂದರೆ ಸಾ ಜನಾಂಗವು, ಯೋಗವಿದ್ಯೆಯು ಎಂಬದನ್ನೇ ಕೇಳದ ಅನೇಕ ಜನರಿ ಯರು ನಮ್ಮ ಭಾರತವಾಸಿಯು ಉತ್ತಮ ಕ್ಷೇತ್ರವಿಂದಾಗಿರುತ್ತಾರೆಂಬುದನ್ನು ಕೇಳಿ ತುಂಬಾ ವ್ಯಥೆ ಪಡುವದಾಗಿದೆ. ಹಿಂದೆ ಭಾರತದೇಶದ ಮಹಾತ್ಮರುಗಳೆಲ್ಲರೂ ಯೋಗಸಾಧನೆಯನ್ನು ಮಾಡುವದರಲ್ಲಿ ನಿರತರಾಗಿದ್ದರು. ಈಗ ಯೋಗ ಸಾಧನೆ ವಿನಾ ಯೋಗ ಸಾಧನ ಇಲ್ಲ. ಅವರವರ ಕರ್ಮಾನುಸಾರವಾಗಿ ಪ್ರಾರಬ್ಧದ ಯೋಗವನ್ನೂ, ಭೋಗವನ್ನೂ; ರೋಗವನ್ನೂ ಅನುಭವಿಸುತ್ತಾರೆ. ಭೋಗದಿಂದ ರೋಗವು ಬಂದಿತು. ಭೋಗವನ್ನು ಅನುಭವಿಸಲು ಯೋಗವಿರಬೇಕೆಂದು ಕೆಲವರ ಮತ. ಅದು ಸರಿ. ಆದರೆ ರೋಗವನ್ನು ಹೊಂದಲು ಯೋಗವಿರಬೇಕೆಂದು ಹೇಳಬಾರದ ಆದ್ದರಿಂದ, ಈಗ ನಾವು ವಿಚಾರಮಾಡಿ ಯೋಗದ ನಿಜಸ್ವರೂಪವನ್ನು ತಿಳಿಯಬೇಕು. ಯೋಗವೆಂಬ ಶಬ್ದವನ್ನು ನಾವು ವ್ಯವಹಾರದಲ್ಲಿ ಶಾಸ್ತ್ರಗಳಲ್ಲಿಯೂ, ಉಪನಿಷದಾದಿಗಳಲ್ಲಿಯೂ, ಕಾವ್ಯಗಳಲ್ಲಿ ಕೇಳುತ್ತೇವೆ. ಆದರೆ ಸರಿಯಾಗಿ ಯೋಗವು ಯಾವುದೆಂದು ನಿಶ್ಚಯವಾದ ಜ್ಞಾನವನ್ನು ಮಾತ್ರ ನಾವು ಹೊಂದಿದಂತೆ ಕಾಣುದಿಲ್ಲ. ಈಗ ನಾವುಗಳು ತಿಳಿದಿರುವುದು ಜನ ಸಾಮಾನ್ಯರೆಲ್ಲ ಕೇವಲ ಸ್ವಸ್ಥಿತ ಬುದ್ಧಿಯವರಿಗೋ, ಸನ್ಯಾಸಿಗಳಿಗೋ ಉಪಯುಕ್ತವಾದ ಅಥವ ಪ್ರಾಣಾಯಾಮಗಳು ಯೋಗವೆಂದು, ಸರ್ವಸಾಮಾನ್ಯವಾಗಿ ಮಾನವ ಜಾತಿಗಾಸ್ಯವಿಲ್ಲ ಉಪಯುಕ್ತವಲ್ಲವೆಂಬ ವಾದದವರೇ ಹೇಳುವ ಕ್ರಮ. ಆದರೆ ಶಾಸ್ತ್ರ ಸಾಂಗವಾಗಿ ನೋಡಿ ಸರಿಯಾದ ಅರ್ಥವನ್ನು ತಿಳಿದು ಮನ

我虔敬的

將《瑜伽瑪拉》初版

獻在我的恩師跟前

感謝我的恩師

奎師那馬查利亞（Sri Tirumali Krishnamacharya）

南印朔達皮坦寺院上師馬哈薩塔南作序

Sri Shringeri Jagadguru Mahasamsthanam
Sharada Pitham
The Benediction of His Holiness
Of Sri Shringeri Mutt

我們拜讀了帕達比・喬艾斯（Pattbahi Jois）先生所寫的《瑜伽瑪拉》。他鑽研哲學，修行瑜伽，從中獲得無比的喜悅與善果，更致力推廣其中的智慧與益處。他博學多聞，深深了解瑜伽哲學與練習的錯綜奧秘，於是費盡心力著作了這本《瑜伽瑪拉》。

很多人以為瑜伽是給沒有欲望、沒有執著的人練習的。就某些層面而言，瑜伽確實是苦行者的修行方式，但是其中也有普羅大眾都可以練習的面相。舉例來說，不同的體位法、呼吸技巧和自我感官控制，不只有助身體健康，對心理健康也有很多助益。

要練習瑜伽，就不能不了解這些不同的自我控制技巧。除此之外，瑜伽體位法和呼吸控制的練習還能治療一些令現代醫藥束手無策的病症。《瑜伽瑪拉》具體的介紹各個體位法，以及這些體位法適合治療的疾病。

我希望瑜伽大師帕達比・喬艾斯所整理這本入門課本能順利出版，讓千千萬萬人受惠。

我大力推薦這本精簡的著作，因為它清楚介紹了瑜伽的各方面要素。帕達比．喬艾斯引用正統的梵文經典，以淺顯易懂的語言介紹瑜伽哲學以及阿斯坦加的練習規則。瑜伽是印度留給人類最偉大的貢獻，它是倫理、紀律，也是通往靈性生命的道路。它的目的在於潔淨心靈和身體，更是美好的生活方式。如今，梵文已經不像以往那麼普遍了，我覺得當今社會有必要以我們當地語言重新闡述經典中的智慧。我們不能遺失我們的文化瑰寶，而且只要有幸受到古典文化薰陶的人，都有責任為了他人的福祉將這智慧傳遞下去。這本書就是以傳承為出發點，我也希望帕達比．喬艾斯能繼續著作，讓更多人認識我們的文化與哲學。

麥索大學副校長 N. A. 尼坎
Prof. N. A. Nikam, M.A.
Vice-Chancellor, University of Mysore
一九六二年二月九日

這本書闡釋了瑜伽的科學面與療癒價值，而且出版得正是時候。由於報章雜誌的報導和其他著作的討論，印度人和世界各地對於瑜伽的關切正重新甦醒過來。

我們現在只能從梵文經典和少數英文書籍中一窺這方面的哲學，坎那達語所寫的著作少之又少，《瑜伽瑪拉》正好填補了這塊空缺。帕達比．喬艾斯深具靈性智慧，對瑜伽獨具洞見，而且又有切身的練習、教學經驗，這些經驗讓他的著作更顯不凡。我由衷感謝他的貢獻。

我希望所有讀者都能從中受惠。這本書毋庸置疑是所有學習阿育吠陀的學子必讀的作品，除此之外，治療心理疾病的當代醫師也會獲益良多。

麥索大學前哲學院長 M. 亞穆那查利亞
M. Yamunacharya, M.A.
Formerly of the Department of Philosophy University of Mysore
一九六二年

台灣版翻譯說明

那是二〇一四年的十月或是十一月，我在印度南部的麥索，翻譯著這本經典作品。

然後我忽然想到，三、四年前，我還坐在電視台辦公室的電腦桌前，拚死拚活的為了晚間新聞趕稿，哪能想到現在會這般悠悠哉哉，清晨四點起來讀經、練習，下午輕輕鬆鬆的坐在高古讓（Gokulam）的家裡，沖杯咖啡，翻譯著阿斯坦加的代表作。瑜伽改變了我的人生，這改變未必人人認可，但是現在的我很慶幸自己勇敢的做了這樣的抉擇。

我大約在十年前第一次接觸阿斯坦加的練習。當時的我對它一見鍾情，尤其喜歡它的動感、能量，更著迷練習過程中大汗淋漓的快感，但是我剛剛接觸瑜伽的體位法，什麼都想玩，沒辦法對它死心踏地。但是無所謂，因為它會慢慢改變你，讓你變得專一、變得強壯、變得無畏，變得健康，變成一個越來越好的自己。

它是我所接觸過最辛苦的體位法練習系統。說它是系統，因為它有道理、有規矩可循。你不能想練什麼就自由發揮，你不能逃避你所恐懼的動作，你不能冒然嘗試後面的體位法；但是若是謹守規矩，持續穩定的練習，每個人都可以有所成長。它很費體力，而且越來越難；練到了越後面，你才發現原來前面以為簡單的動作也可以練得這麼辛苦。它很耗時間，而且越練越長，每天兩個小時以上的完整練習是家常便飯。它需要耐性，卡在一個動作一兩年是常有的事。然後我們在快節奏的動作轉換中，慢慢學會柔軟、學會釋懷，學會讓好勝的小我安靜下來。

所以我感謝阿斯坦加，感謝我的老師 Sharath，感謝他的祖父帕達比．喬艾斯（Pattabhi Jois），因為他一生致力瑜伽教學，阿斯坦加才得以發揚光大。帕達比．喬艾斯把他的部分瑜伽知識，以著作和照片的方式傳承給我們，其中最重要的著作就是這本簡短的書籍《瑜伽瑪拉》。翻譯這本書之前，我已經讀過它許多次，但是這一次的心情不太一樣，因為我懷抱著一股使命感，我想要盡善盡美，讓譯作盡量忠於原著。我越讀越發現這位古儒吉（Guruji）像個嘮叨的父親，他的文字口語白話，一樣的事情反反覆覆的說個沒完，翻譯起來更顯囉唆；但轉念一想，哪個好老師不是喋喋不休的叮囑學生，希望他們學業有成、前途明朗呢？

問題來了，帕達比．喬艾斯從一九五八年開始編撰這本書，共花兩、三年時間才完成手稿，一九六二年第一次出版。後來雖然稍做修改，但畢竟年代久遠，況且後來古儒吉也陸陸續續改變了一些練習的規矩，因此這本書中提到的練習方式、動作串聯，和現今的阿斯坦加有許多出入。其中關於孕婦的練習方式，更與現在的觀念大相逕庭。為了解惑，我去拜訪了我的老師 Sharath，但問題無解；我也寫信給英文版譯者，同時也是資深的美國老師艾迪．史登（Eddie Stern），詢問他是否在翻譯成英文時有錯誤。艾迪．史登回信時寫道：

「古儒吉在一九五八年確實是這麼寫的。但是請記住，他一再強調瑜伽必須向老師學習，絕不能照本宣科的看書練，所以他並沒有納入所有重點，避免造成練習者傷害……此外，我們應該把《瑜伽瑪拉》視為歷史文獻，而非權威性的教學手冊，每個人還是得依照個人需求而調整練習，書中的說法並非絕對。」

於是我豁然開朗。這絕非一本練習教學指南，瑜伽練習最好要有老師從旁指導，聆聽你的呼吸、觀察你的心念，而非看著書本有樣學樣的操作。瑜伽不是一般的體能運動，關乎身心靈的平衡。若沒有過來人給予建議，很可能因為小我的膨脹，導致傷害與不平衡。這是一本歷史文獻，呈現出阿斯坦加半世紀前的面貌，也可以對照出今昔的演變。古儒吉把他的瑜伽教室命名為阿斯坦加瑜伽研究學院（Ashtanga Yoga Research Institute），既然值得研究，那麼這套練習就絕非一成不變的。我們遵循傳統方式練習，謹守老師的研究成果，但是更重要的，是用我們的身心好好體驗這套古典智慧，畢竟那百分之一的理論，必須靠百分之九十九的練習來實踐。

伍立人

目錄

圖錄

夏勒斯作序

Foreword

謹向我的老師致敬（OM SRI GURUBHYO NAMAH）

帕達比・喬艾斯（Pattbahi Jois）是瑜伽界的傳奇典範。我追隨他學習二十年，對於他個人從不間斷的練習敬佩不已。他象徵了瑜伽的傳承（parampara），承襲了拉瑪・摩漢・班馬查利（Rama Mohan Brahmachari）教授給奎師那馬查利亞（Sri T. Krishnamacharya）的智慧；他追隨奎師那馬查利亞學習數十年，鑽研瑜伽經典，深刻了解瑜伽哲學，更重要的，還把瑜伽的各種面向實踐在生活當中。只有徹底體驗過瑜伽的人才能成為瑜伽行者（yogi）或是偉大的上師，我祖父就是其中之一。

古儒吉[1]十二歲來到麥索（Mysore），致力學習瑜伽，過著紀律、簡約的生活。他十分專注練習，每天一大清早就起床梵唱、祈禱，年輕時也很勤於體位法（asana）。更重要的，他毫無保留的將智慧傳承給他的弟子，勞心費力的在瑜伽教室教課長達七十年，這份熱情令人欽佩。古儒吉常常說：「瑜伽是百分之九十九的練習，和百分之一的理論。」這意味著練習的方式不能太過制式化，也不能單單鑽研哲學理論；瑜伽不能從思考、空談中獲得，我們必須在生活中確實的實踐它，慢慢領略瑜伽八支的意涵。除了體位法（asana），瑜伽還要遵行持戒（yama）、精進（niyama），以良善仁慈、帶有覺知的態度，和世界共處、共存，遵循倫理道德。透過這樣紀律的練習方式，我們才可能成為瑜伽行者。

《瑜伽瑪拉》這本書傳達了古儒吉的教誨，也引經據典，參考了《瑜伽經》（Patanjali's Yoga Sutras）、《哈達瑜伽經》（Hatha Yoga Pradipika）、《奧義書》（Upanisads），以及古儒吉的老師奎師那馬查利亞口述傳授的《瑜伽崑崙塔經》（Yoga Korunta）。他花了三年時間撰寫《瑜伽瑪拉》，鑽研古書、典籍、手稿，確認所有的資訊無誤，並非憑空虛構。奎師那馬查利亞教授的瑜伽有一大特色，就是動作串聯（vinyasa karma），以有系統的方式將呼吸與動作連結在一起，《瑜伽瑪拉》也清楚的傳達出這個概念。

古儒吉指導過世界各地成千上萬的學生，其中很多人後來也成為資深的老師。這本書中介紹的練習方式和他在麥索的教室裡所教的一模一樣。他希望未來的世代也能持續這樣的練習，保存傳統的瑜伽智慧。

他投入瑜伽教學數十年，為我們的瑜伽練習奠定了穩固的根基。而我們的責任是在根基上繼續搭樑建棟，讓瑜伽在這個混亂的現代社會中，以最純淨的形態傳承下去。古儒吉幾乎把九十三年的歲月都奉獻給了瑜伽，我們應該效法他的精神，讓這香火延續下去。

夏勒斯 R. Sharath
麥索
二〇〇九年十月十二日

---

1 Guruji 是阿斯坦加練習者對帕達比．喬艾斯（Pattabhi Jois）親暱的尊稱。本書一律以音譯「古儒吉」表示。

艾迪・史登作序

Foreword

帕達比・喬艾斯（1915-2009）生於印度南部卡納塔克省（Karnataka）哈桑（Hassan）的小村莊高席卡（Kowshika），他出生那天正是七月的滿月。古儒吉在高席卡度過了十三年，那小村莊至今仍然維持著當年的模樣。過去和現在，那裡都住著六七十戶勤奮工作的家庭，圍繞著三座古老的寺廟生活。一九八〇年代開始，高席卡才有電；古儒吉年幼的時候，那裡有腳踏車的就算是有錢人了。

古儒吉的父親是占星學家、祭司，也是地主，母親負責家務，照顧九個孩子，五女四男，而帕達比・喬艾斯排行第五。他和所有婆羅門的小男孩一樣，從五歲開始，就受到父親耳濡目染，接觸梵文和宗教儀式。後來，他在哈桑上中學，學校離高席卡大約四、五公里路程。他的家人都沒學過瑜伽，也一點興趣都沒有。在那個時代，瑜伽在印度被視為僧侶、苦行僧（sadhus）和棄絕物質生活的隱士（sannyasins）所練習的秘傳功夫，並不適合有家庭的人修習，因為練習者可能會對俗世失去興趣，甚至捨棄家庭。

瑜伽聖典《博伽梵歌》（Bhagavad Gita）中，奎師那（Krishna）提到，唯有上輩子修行過瑜伽的人，這生才會接觸瑜伽，而且會像磁鐵一般，情不自禁的被深深吸引——古儒吉常常引用這段文字。或許就是受到了這樣的吸引力，古儒吉才會接受朋友的邀請，在一九二七年的十月到十一月間，去哈桑中學的會議廳聽演說，並觀賞體位法示範。他當下就對體位法震懾住了，由衷的景仰那瑜伽行者強健有力、優雅自得的在動作間跳躍穿梭。雖然他聽不懂演說，後來也花了很長的時間才了解了瑜伽的哲學理論，但是他知道他喜歡瑜伽，於是下定決心要自己學習。隔天清晨，他很早就起床，前往那瑜伽行者住的地方。當時他才十二歲，無所忌憚的拜託那位瑜伽行者教他瑜伽。瑜伽行者冷冷的問他，你是誰？你叫什麼名字？你爸爸是誰？他做什麼的？喬艾斯一五一十的回答後，瑜伽行者叫他隔天再來。從此以後，他就展開了與偉大的瑜伽行者奎師那馬查利亞長達二十五年的修習。

喬艾斯在高席卡追隨奎師那馬查利亞修習兩年，每天不間斷的練習體位法。他當時很年輕，身體的柔軟度也很好，很快就學會了所有的動作。奎師那馬查利亞很高興，常常派他幫忙示範。喬艾斯從來沒有告訴過家人他練習瑜伽，他總是很早起床去練習，練習完才去上學。一九三〇年，喬艾斯的父親為他舉行婆羅門的成年禮，大約就在這時候，奎師那馬查利亞離開了高席卡，繼續去各地教授瑜伽；不久之後，古儒吉也離開高席卡，去麥索的梵文學院唸書（maharaja's Sanskrit College）。他當時沒有告訴任何人他的計畫，口袋裡只有兩塊盧比。頭一、兩年，他每天四處乞討，寄住在朋友的宿舍裡。過了三年，他才寫信告訴他父親他在哪裡。一九三〇年到一九五六年間，喬艾斯一直待在學校鑽研梵文和《吠陀經》，後來又繼續擔任教職，教授吠檀多學派（Advaita Vedanta）的哲學理論。他一直在學校教書，直到一九七三年，才全心全意在自己的瑜伽教室裡教瑜伽。

一九三一年，他和奎師那馬查利亞重逢了，也和麥索的君王搭上線。當時喬艾斯並不知道哪位大師要來梵文學院表演瑜伽，只想著前去觀賞，去了才驚訝的發現那瑜伽行者正是他的老師奎師那馬查利亞。他很開心的拜倒在老師的足下，當時麥索君王派來的大臣也在現場。那位麥索君王叫做奎師那・拉真卓・沃迪亞（Krishna Rajendra Wodeyar），他一心嚮往瑜伽與靈修。他染上重病，聽聞大臣提起有瑜伽行者來訪，立刻派人請他入宮。奎師那馬查利亞博學多聞，又通曉瑜伽療癒，不久就把連醫生都束手無策的病症治好了，於是君王資助奎師那馬查利亞，還在王宮裡為他蓋了一座瑜伽學校，所以奎師那馬查利亞就在麥索待了二十二年。

君王大力推廣瑜伽，派奎師那馬查利亞、古儒吉和其他瑜伽教室的學生去印度各地表演體位法、研讀經典，並研究不同派系的瑜伽。古儒吉曾說，他在印度旅行這麼多年，從來沒見過任何人像奎師那馬查利亞一樣博學，通悉正統的瑜伽練習方式。

君王很喜歡看體位法表演，有時候會召古儒吉和他的同學瑪哈德．巴特（Mahadev Bhatt）入宮。晚上十點的時候，官員會來到他們的房間裡，指示他們隔天四點入宮為君王表演。古儒吉和巴特凌晨三點就會起床，洗個冷水澡，等候王宮的馬車來接他們。君王會告訴他們他想看什麼動作，他尤其喜歡公雞式（Kukkutasana）和烏鴉式B（Bakasana B）。隨後，君王自己也會做一些體位法，最後再派車送他們回去，並塞給他們三十五、四十或五十盧比；以當時而言，這是非常大的金額。他告訴他們：「把錢收好，不要告訴老師。」某一年，君王生日的時候，他還送古儒吉和巴特猴神哈奴曼所穿的絲質短褲表演。古儒吉每次談到君王，還是對他的仁善讚不絕口。

古儒吉偶爾會協助奎師那馬查利亞教學，如果老師遲到了，他就代為上場。君王偶爾也會去瑜伽教室練習，所以發現喬艾斯偶爾會代課；一個星期之後，就派他去梵文學院教瑜伽。古儒吉告訴君王，他來麥索是求學的，但君王提出了優渥的待遇，還願意供給他念完大學，並包辦一切食宿。當時古儒吉以乞討為生，所以也不想放棄這個好機會。他告訴君王，他得先獲得奎師那馬查利亞的祝福，才敢獨自教課。後來，喬艾斯於一九三七年三月開始在梵文學院教瑜伽。每次有人問他是否有教學證書，他總回答有，而且合格考試還很困難：奎師那馬查利亞把一個病人交給他，跟他說：「把他治好！」

古儒吉常常提到一本叫做《瑜伽崑崙塔經》（Yoga Korunta）的典籍。據說那是阿斯坦加瑜伽的古老手稿，奎師那馬查利亞教他的瑜伽練習都以那本著作為依歸。它是由一位叫作梵馬納（Vamana）的聖者所撰寫。奎師那馬查利亞曾追隨他的老師拉瑪．摩漢．班馬查利（Rama Mohan Brahmachari）學習七年半，在這段期間裡，拉瑪．摩漢．班馬查利以口傳的方式把書中的智慧傳承給他。「崑崙塔」（Korunta）字面上的意思是「組合」，據說這本經典探討的就是各種體位法之間的變化組合、最古老的串聯（vinyasa）、凝視點（dristi）、鎖印（bandhas）、手印和身印（mudras），以及哲學理論。奎師那馬查利亞於一九二四年左右開始教課，在他教課之前，有人告訴他加爾各答大學圖書館藏有這本典籍。古儒吉從未懷疑過《瑜伽崑崙塔經》的真實性。據他表示，當時那本書已經斑駁破裂，也缺了很多頁，但奎師那馬查利亞還是在加爾各答鑽研典籍很久。一九二七年，古儒吉開始追隨奎師那馬查利亞學習，學的就是《瑜伽崑崙塔經》中的練習方法。儘管這本書現在已經不可考，但是一般人還是相信帕達比．喬艾斯所教的阿斯坦加瑜伽就是出自《瑜伽崑崙塔經》。

一九四八年，古儒吉在拉施密普蘭（Lakshmipurum）的家中創立了阿斯坦加瑜伽研究機構（Ashtanga Yoga Research Institute），一心把古老經典和奎師那馬查利亞教給他的瑜伽療癒發揚光大。當時那個房子只有兩間臥室、一個廚房，和一間衛浴。一直到一九六四年，他才在房子後面蓋了瑜伽練習廳，並在二樓加蓋休息室。

約莫就在這時候，有一個叫作安德烈．范里斯白（André van Lysebeth）的比利時人遇到了喬艾斯。范里斯白懂得梵文，他花了兩個月時間，和古儒吉學一級和二級的體位法。他寫的其中一本書叫做《生命能控制呼吸法》（Pranayama），裡面提到了古儒吉的名字、地址，和一張相片，於是古儒吉的名字透過范里斯白的書傳到了歐洲，後來有一些歐洲人也陸陸續續來印度向古儒吉學習。一九七三年，古儒吉的兒子滿祝（Manju）去斯瓦米吉塔南達（Swami Gitananda）位在本地治里（Pondicherry）的修行所表演之後，美國人也來了。

古儒吉在瑪麗·海蓮娜·巴斯提朵（Marie Helena Bastidos）的邀請下，第一次來到西方，參加一九七四年在南美所舉行的瑜伽大會，當時他以梵文演說，還被譯為多種語言。一九七五年，他和滿祝去加州旅行時，常在不同的場合上說：「現在美國只有二、三十個學生練習阿斯坦加，但是漸漸的、漸漸的，二十年之內，一定會廣泛的流傳開來。」後來三十年間，他多次旅遊美國，教學也逐漸開花結果，直接或間接的影響到現今瑜伽在美國的普及與風行。

古儒吉把他的部分瑜伽知識，以著作和照片的方式傳承給我們。他最重要的著作就是這本簡短的書籍《瑜伽瑪拉》，它經得起時間的考驗，清楚明瞭的解釋阿斯坦加瑜伽的練習方式。古儒吉從一九五八年開始以手寫的方式編著，他總利用下午家人休息的時候抽空工作，花了兩、三年時間才完成手稿；一九六二年，首次由他在庫格（Coorg）的咖啡農學生幫忙印刷出版。英文書名中的mala，在梵文中是串聯的意思。印度的串聯有許多種含義，其中一種是念珠（japamala），它以聖珠穿線製成，可以讓人在念經唱咒的時候計算次數、保持專注；另外它也有花環（pushpamala）的意義，印度人會把芬芳的鮮花串成花環，放在家裡或寺廟中敬拜神明。古儒吉提出了另一種串聯，它古老傳統，神聖如祈禱，芬芳如花環。他所指的就是瑜伽體位法的串聯，每個呼吸和動作的連結（vinyasa）就像聖珠一般具體可數，讓人專注其中；每個體位法（asana）就像鮮花一樣，以呼吸的細線連結成串。我們把念珠戴在脖子上，把花環套在神像上，而瑜伽的串聯也具有相同的意義；當我們認真、專注的練習時，我們的生命就會散發出平和、健康、光彩，最後進而探掘真我。

英譯者盡可能在寫作風格、文本意義上忠於原著。古儒吉後來也重新寫過部分章節，修改了些許錯誤，並另外加了一些內容。舉例來說，最早的原文中並沒有提到開腿前彎式 D（Prasarita Padottanasana D）和頭碰膝蓋式 B 和 C（Janu Shirshasana B & C），本書中都有介紹。書中部分篇章經過重寫，並加上註腳，以讓讀者更容易明瞭。每個修改、加註的地方，都經過古儒吉的審核、同意，他也以口述的方式提供 許多更多完整的資訊。

古儒吉不顧當時旁人的眼光，把生命奉獻在瑜伽教學上。或許正因為知道家人會反對，所以他沒有告訴他們他當時練習瑜伽，沒有留下隻字片語就獨自去了麥索。也許他知道家人會抗議個沒完沒了，試圖和他說大道理。但是古儒吉沒有絲毫的懷疑。他從未停止過教學，不為金錢、不為名利，儘管他最後自然而然的名利雙收。帕達比・喬艾斯正代表了無私的奉獻，他燃燒自己，照亮了瑜伽的傳統智慧。

艾迪・史登 Eddie Stern
紐約市
二〇一〇年三月十日

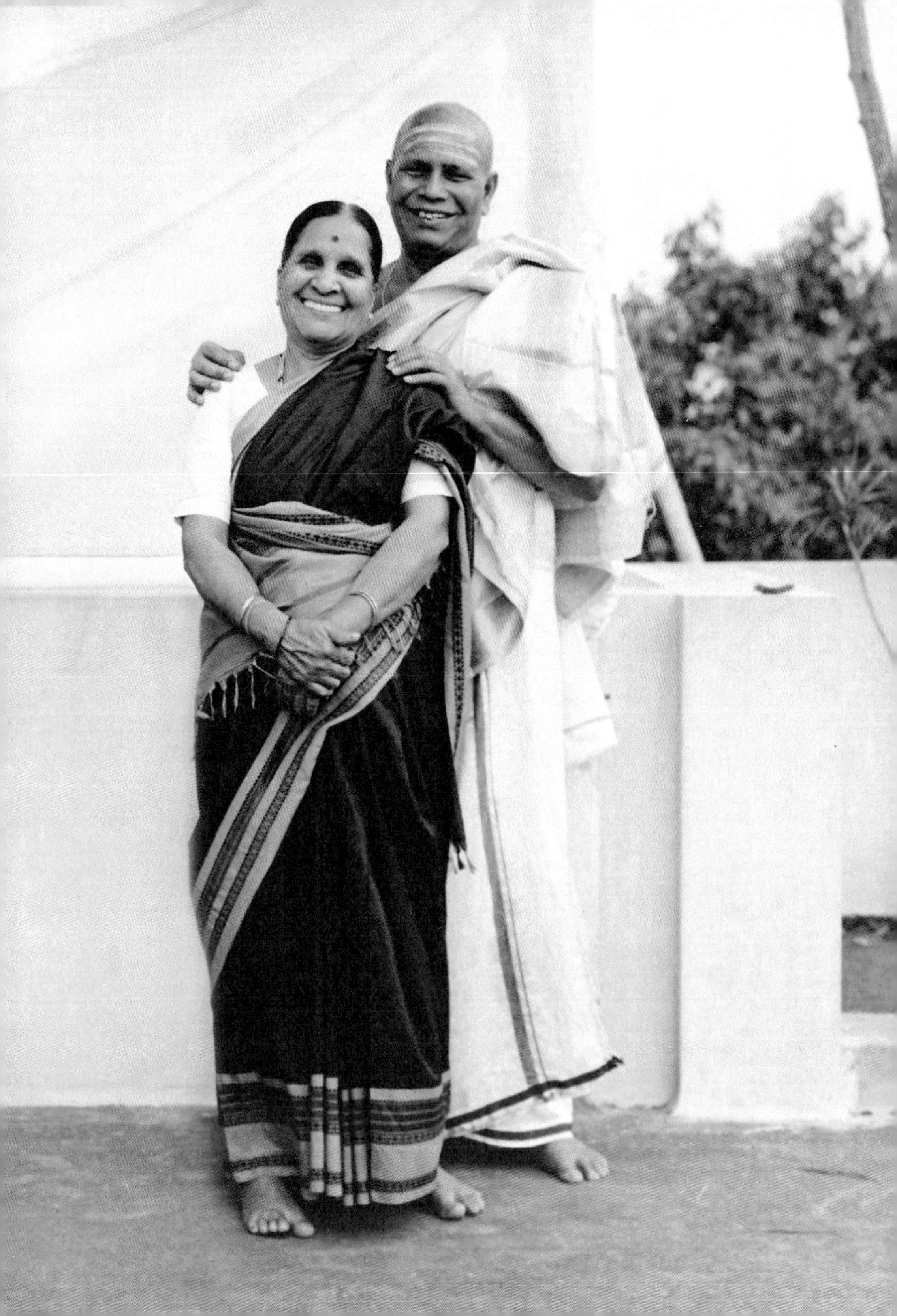

前言

Preface

瑜伽練習是印度文化的一部分，如今它不只在我們國家逐漸獲得認同、尊重，還在西方國家發揚光大，我為此深感榮幸。許多經典文獻，例如古典史詩、吠陀經（Vedas），以及神話傳說都顯示瑜伽自古就存在於印度。我們也知道，隨著時代的更迭、變遷，它也歷經低潮。然而，瑜伽的智慧對所有人類來說仍然不可或缺，不管男男女女。

許多人對於瑜伽這一門科學有偏歧的見解，但是這種現象在近代慢慢有了改變。舉例來說，有人說瑜伽只是體能訓練，沒有其他的好處，也有人認為它是修行人或獨身者練的功夫，有家庭的人應該避免練習，甚至有人對瑜伽練習充滿恐懼。這樣的觀點就像不知道糖有多甜，就在糖罐裡挑毛病一樣。一旦人嘗過糖的美味，就會體會到它的甘美。同樣的，一旦學習了瑜伽，我們就會感受到其中的喜樂（ananda）。

然而練習瑜伽的過程中，我們還是會常常被懷疑、誤解所干擾，導致我們的心智、感官疲弱，最後陷入生與死的苦難、折磨中，看不到真理或是內在富裕的靈性。我們應該研讀經典，相信《博伽梵歌》中奎師那所說的：「因此，神聖的教誨可以幫助你決定該做什麼又不該做什麼（Tasmat shastram pramanam te karya akarya vyavasthitau）。」只要練習瑜伽這一門科學，一定會對人類有助益，也會為現在、未來帶來快樂。如果我們持續、正確的練習，我們就會獲得身、心、靈的喜悅，也會更接近真我。我就是懷抱著這樣的盼望，寫了這本書。

滿懷感謝

帕達比・喬艾斯

一九九七年九月於麥索

YOGA MALA

Sri Gurum Gananatham cha

Vanim shanmathuram tatha

Yogeshwaram Sri Harim cha

Pranat'osmi moohoormuhu.

我向恩典的上師和象神致敬

我向智慧女神和戰神致敬

我向瑜伽的濕婆神和奎師那致敬

我一次次拜首

來源／傳統禱詞

Vande Gurunam charanaravinde

Sandarshita svatmasukhavabodhe

Nishreyase jangalikayamane

Samsara halahala mohashantyai.

我拜倒在上師的蓮花足下

上師啟發內在真我的快樂

他宛如叢林醫生，無人能及

讓我解除經驗的毒害

來源／商羯羅 [Shankaracharya] 所作的 Yoga Taravalli

瑜伽練習對印度人來說並非新鮮事。它是一種高貴、無欲的行動，正派剛直，經過一代又一代的傳承，不曾中斷，從亙古以來就一直存在[1]。我們的史詩中有許多故事敘述印度人靠著瑜伽練習獲得神性，古書典籍也強調瑜伽的重要性，還說它是其他科學的根基。然而，現在很多人自稱印度的高貴子民，卻從未聽過瑜伽智慧（vidya），實在令人惋惜。很久以前，在印度的每個角落都可以看到有人練瑜伽，然而現在大家只追求物質享樂，把瑜伽拋在腦後。每個人的行動不同，獲得的果也就不同；有人修行瑜伽，有人追求愉悅享受，或是體驗病痛。沈溺於愉悅享受，就勢必會染上病痛。有人認為愉悅享受是幸福的，這當然可以理解，但是當你體驗到病痛的時候，你還會說這樣很幸福嗎？

我們來談談瑜伽的真義。我們常常在生活中聽到這個詞，經典文獻、《奧義書》、《瑜伽經》也常常提到它，但是我們似乎還是不能精確的了解它的意思[2]。我們只了解瑜伽的其中一個面向，也就是體位法（asana）和呼吸法（pranayama），這對嚴格的獨身者（brahmacharis）和隱士（sannyasins）很有幫助，但是對一般人卻未必能獲益[3]。但是如果我們更正確的研讀經典，了解其中意義，細細思索，我們就會了解瑜伽真正的意涵。

---

1 Nishkama karma（nish的意思是缺少，kama是指欲望，karma是行動）是指付諸行動，卻不懷抱希望、欲望，不求結果。瑜伽最高的理想就是不求個人利益，把一切行動的結果奉獻給神。如果做事都懷抱著目的性，會讓小我（ego）增強，我們就無法從「我」和「我的」這類想法中獲得解脫。把結果交托給神，才能彰顯內在的神性，讓我們超脫自我。

2 《奧義書》出自印度教的聖典《吠陀經》，記載了信仰的基本教義。這裡提到的《瑜伽經》就是《帕坦加里的瑜伽經》（Patanjali Yoga Sutras），是阿斯坦加（也就是八支瑜伽）的重要經典。

3 體位法（asana）是瑜伽動作的練習，呼吸法（pranayama）是生命能控制的練習。它們是八支瑜伽的其中兩支。

那麼瑜伽是什麼？這個字有很多意義：關係、方法、結合、知識、物質，和邏輯等。我們姑且說瑜伽是道（upaya），是我們達到目的的途徑或手段。那麼我們該遵循怎樣的道？我們又希望能到達什麼目的？或是找到誰？我們的心智自然會往最好的方向尋找，就好像僕人會想伺候國王，學生會想找最好的老師，妻子會想找理想的先生，我們的心智也會找尋真我（Universal Self）[4]。這也是一種連結。僕人謹守規範，恭敬的伺候主人，最後獲得了主人的認同與祝福，自己也會晉升王室；學生勤奮向上又有慧根，一定會獲得老師的提拔，最後變成一位好老師；妻子賢良淑德，對丈夫忠心不二，也自然會跟丈夫合而為一；同樣的，我們的心智若想要追求真我，最後就會與真我結合。因此，與真我結合的方法就叫做瑜伽。為瑜伽奠定根基的聖者帕坦加里（Patanjali）有一句經典名言：「瑜伽就是終結意識分野的過程（Yoga chitta vritti nirodhaha）。」[5]

我們的感官很自然會想捕捉它們能接收的事物。如果我們的感官與心智合一，或是如果我們把心智放在感官上，我們就會知曉、察覺到外界事物。如果我們的心智和感官之間沒有接軌，我們就不會察覺到外界，所以我們的心智是所有感官的基礎。而瑜伽就是把我們的心智導向真我、同時避免心智追求外界事物的方法，就如《卡達奧義書》（Katha Upanishad）中所說的：「瑜伽就是讓感官穩定的靜止下來（Tham yogam iti manyante sthiram indriya dharanam）。」[6] 把感官導向內在真我、避免它往外摸索的方法就是瑜伽。因此，瑜伽這個詞代表的就是把內在本質發揚光大的道。

我們接下來要問自己，單單了解瑜伽字面的意義是否可能讓我們了解它的真實本質。如果我們只研讀瑜伽經典，只了解瑜伽字面的意義，只與別人思辨練習瑜伽的利弊，我們不可能完全了解瑜伽。因為儘管你對於各國料理的知識瞭若指掌，也無法消除饑餓感；同樣的，如果只了解瑜伽練習的道理，絕對無法完全獲曉瑜伽的好處。所以，經典文獻只是為我們指引一條明路，而我必須清楚了解它，然後付諸實踐。我們從練習中獲得力量，並從中學習控制我們的心智和感官，這樣才能到達瑜伽的境界。因為唯有控制我們的心智和感官，我們才能把心智導向自己最真實的內在。知識無法讓我們達到這樣的目標，穿上瑜伽行者的裝束也無濟於事。

因此，有心追求瑜伽的人應該追隨好的老師，持續穩定的練習，或許在脫下這肉身皮囊之前，能夠找到那至高、祥和、永恆、恩惠的內在真我，與創造、保護、毀滅宇宙的能量合一。否則的話，這世界對人來說，不過就是一場磨難而已。

我們要怎樣讓心智專注在一點上，好看到真我呢？這就是阿斯坦加瑜伽要教導我們的。阿斯坦加在梵文裡的意思是「八支」，又作八步功法，其中包括：持戒（yama）、精進（niyama）、體位法（asana）、生命能控制呼吸法（pranayama）、感官收攝（pratyahara）、心靈集中（dharana）、冥想（dhyana）和三摩地（samadhi）。

---

4 真我（Universal Self）這個字是翻譯自梵文的阿特曼（Atman），喬艾斯最初的手稿寫的就是這個字。根據吠檀多學派（Vedanta）的理論，阿特曼是人的靈魂，而所有的靈魂都是那全知全能、至高無上靈魂的一部分，英文常常用 Supreme Self、Universal Self、Indwelling Spirit，或是大寫開頭的 Self 表達，以象徵我們內在最高、最純淨、永恆不變的意識、真理，和恩典。相對的，小寫開頭的 self 則代表個人的自我，包括身體、心智、個性，這些特質都會經歷出生、衰敗、死亡，並非永恆不變的。

5 《瑜伽經》i：2。

6 《卡達奧義書》ii：3：11。

持戒 YAMA

持戒是第一支，它包含五個分支：不傷害（ahimsa）；不說謊（satya）；不偷盜（asteya）；不縱欲（brahmacharya）；不貪婪（aparigraha）。

不傷害 ahimsa

不傷害指的是不對任何人或動物造成各種形式的傷害，不論任何時候，沒有任何理由，言語、思想、行為上的傷害都要避免。若為了宗教、祭祀等特殊狀況，可以做法事獲得批准，這樣不算構成傷害。如果有確實練習不傷害的人在附近，兩個原本互相打鬥的動物也會放下仇恨，和平共處。

Ahimsa pratishthayam tat sannidhou vairatyagah.

若能實踐不傷害，敵意就會被遺棄。

——《瑜伽經》ii：35

不說謊 satya

什麼是不說謊？不說謊就是誠實。我們不論在思想、言語、行為上都要誠實。誠實之外，也要讓人愉悅，令人不愉悅的實話就不該說。如果一個人徹底實踐不說謊，那麼他所說的話都會成真，願望也都會實現。

Satya pratishthayam kriya phala shrayatvam.

若能實踐不說謊，一切行動都會有善果。

——《瑜伽經》ii：36

不偷盜 asteya

不偷盜指的是不偷取別人所有的一切事物，不嫉妒別人，不用甜言蜜語蒙蔽他人，不用虛偽的真實為自己謀利。這一切都要避免。如果瑜伽人徹底實踐不偷盜，自然會有成堆的寶石落在他面前，他會富裕無缺。

Asteya pratishthayam sarvaratna upasthanam.

若能實踐不偷盜，自然會富裕無缺。

——《瑜伽經》ii：37

不縱欲 brahmacharya

現在，我們來談談不縱欲。什麼是不縱欲？指的只是保持生命之液嗎[1]？指的是過著未婚學生的生活嗎？單靠著保持生命之液，並不能算是縱欲，因為不縱欲這個字的梵文brahmacharya，意思就是和至高無上的神（Brahman）合而為一；而單靠著保持生命之液，我們並不可能到達這樣的境界。這一支瑜伽練習其實很簡單，但是現代生活卻為我們帶來很多練習障礙。《吠陀經》和宗教律法[2]也有談到八種障礙：

Smaranam kirtanam kelih

Prekshanam muhyabhashanam

Sankalpah adhyavasayascha

Kriya nishpattireva cha

Etam maithunam ashtangam pravadanti manishinah.

回憶，歡慶，調戲

欣賞，過度討論，計劃

決心，求偶

智者稱這八項為情愛。

在現代社會要做到不縱欲其實很困難，因為有太多的干擾會從各方面影響我們的心智，例如電影、娛樂場所、餐廳等等。因此要保持不縱欲越來越辛苦了。

現在問題來了。如果我們不能完全做到不縱欲，是否就無法練習瑜伽呢？不，每個人多少都可以做到不縱欲，但是若想要好好做，就一定要盡量避免以下幾件事情：和庸俗的人相處、到人潮眾多的地方消遣、閱讀干擾心智的低級書刊、去戲院、上餐廳、和陌生異性私密交談。這些若都能避免，就算是某種程度的練習不縱欲。唯有透過不縱欲，我們才能修到最難以達到的目標：活得更長久、克服死亡，以及最重要的，認識真我。帕坦加里在《瑜伽經》中就具體提到：「若能實踐不縱欲，就能獲得生命之能（Brahmacharya pratishtayam virya labhah）。」所以我們應該多費點心思練好這一支。

《瑜伽經》中清楚提到，不縱欲的益處就是獲得生命之能。但是有家室的人勢必會耗損生命之液，難道有家室的人就不能做到不縱欲了嗎？這當然也沒錯：有家室的人會流失精液，因此無法做到不縱欲。隨著精液的流失，也會流失身體、心智、感官的元氣；這樣一來，就更不可能獲得靈性的解放（moksha），也更難察覺內在心靈，或是了解真我。若不能了解真我，人就會在生與死之間輪迴循環，在這無趣、可憎的世界繼續受苦。但是無論如何，我們還是該正確了解不縱欲和生命之能的意義，盡量把它帶入我們的練習中，這樣才有可能到達最終的目標。

---

1 生命之液（vital fluid）指的是性液，或是精液。

2 原文用的是 Shruti 和 Smritis。Shruti 就是《吠陀經》，是宇宙至高的神給古代聖賢的神聖啟示，而 Smritis 是人類的高階者制定的宗教、傳統律法。

Tasmat shastram pramanam te karyakarya vyavasthitou

Jnatva shastra vidhanoktam karma kartumiharhasi

因此，神聖的教義是教導你什麼該做、什麼不該做的準繩了解之後，

你應該落實在世間。

──《博伽梵歌》xvi：24

這些神聖的文字告訴我們，我們一定要好好研讀經典，清楚了解其中意義，把它落實在生活中。我們不能忽視這些文獻，因為它有助我們靈性成長。如果我們鄙視它，像動物一樣為所欲為，不遵守書中指示的途徑，就等於自取毀滅。因此，我們要好好遵循經典教導我們的正道。

人生有許多不同的階段，成立家室是第二階段[3]。如果我們單單考慮精液的耗損，那麼有家室的人就不能獲得解放（mukti）。但是當我們仔細參考經典時就會發現，其實對有家室的人來說，精液的流失並不影響不縱欲的修行，有家室的人一樣也可以做到不縱欲。梵咒中就有提到：

Ye diva ratya samyujyante pranameva praskandante

Tatryrudrarau rathya samyujyante brahmacharyam eva

把能量消耗在情慾活動上就是浪費精力，

在濕婆神的敵人（迦摩天／愛神）衰敗時尋歡，

其實是練習不縱欲。

仔細閱讀經典，我們會發現男人若在白天和妻子發生性關係，他的生命能會在很短的時間內流失，很快就會被死亡征服。現在的年輕人為了駁斥這樣的說法，提出不一樣的觀點，他們說：「男子和合法妻子在白天發生性關係，生命能會流失，這我同

意！那麼和其他女人發生關係呢？有什麼不好嗎？！」這只不過是玩文字遊戲而已。我們已經說過，和妻子以外的女人發生關係自古以來都是不被允許的；就算只是腦海裡閃過這樣的念頭，都有害不縱欲的修習。

我們暫且把先前的討論放在一旁。經典（shastrakaras）[4]還告訴我們，如果只在晚上從事性行為，並配合女性的月事週期，那麼有家室的人也可以練習不縱欲，但是我們必須更謹慎的考慮晝夜以及交合的時間。通常我們說白天是從日出到日落，同樣的道理，夜晚就是從日落到日出。但是對瑜伽人來說，白天和夜晚的定義又有所不同。我們呼吸的鼻孔有兩個，右邊的叫做陽脈（surya nadi），左邊的叫做陰脈（chandra nadi）[5]；對瑜伽人來說，晝夜要根據這兩條脈的暢通程度來判斷。白天都是從日出到日落，我們可以暫且不用顧慮二脈，但是到了晚上，我們就要觀察脈的變化了。如果到了晚上，呼吸還是透過陽脈流動，也就是說右邊的鼻孔比較通暢，那麼這時就還算白晝，不宜與另一半交合。但是如果晚上的呼吸透過陰脈流動，這時就

---

3 傳統印度把人生分成四個階段，第一階段是學生階段（brahmacarin），第二階段是成立家室（grhastha），第三階段是隱居修道（vanaprashtha），第四階段是完全切斷與俗世的牽連（sannyasin）。

4 shastrakaras 指的是聖典的作者。

5 印度文化中的脈（nadi）指的是管狀、空心的神經通道，主要分為三種：粗的、細的、極細的。第一種叫做 dhamini，負責運輸血液、水分和空氣。第二種叫做 nadi，負責把生命能（prana）運送到全身的神經系統。第三種叫做 sira，最小也最精密，大約只有毛髮的六分之一細。脈會把訊息從我們的「訊息中樞」，也就是心臟，運傳達到全身，也連結起我們的感官。刺激聽覺、味覺、嗅覺、視覺、觸覺的一切都透過 sira nadi 傳送到我們的內在意識，再分散到全身上下。我們全身有七萬兩千條脈，其中三條對瑜伽人來說特別重要：陽脈（surya nadi）、陰脈（chandra nadi），和中脈（sushumna nadi）。陽脈負責運輸太陽的能量，積極、溫熱，陰脈則運輸月亮的能量，平和、陰柔，中脈則運輸我們的靈性能量，但唯有透過瑜伽練習，調和陰陽二脈，中脈才可能開啟。

可以發生性行為。（但是如果白天的陰脈較為暢通，還是不可以此為由，發生性行為。）無論修行瑜伽與否，有家室的正人君子都應以此判斷晝夜。

除了晝夜，我們還要考慮女性的月事週期。熟悉聖典的學者告訴我們，月事後第四天與第十六天之間適合發生性行為，到了第十六天之後就不宜了，此時性交會損耗我們的生命能，無益身心。當我們進入成家立室的階段時，我們用這樣的方式對神、導師、父母許下承諾，我們也承諾尊重法（dharma）、利（artha），和愛（kama），不和合法妻子以外的人發生關係。性行為的目的就是生下合法的後代。若性行為發生在女性月事週期的第十六天之後，或正值新月、滿月、太陽每月進入新的星座當天，或是滿月和新月過後的第八和第十四天，那麼這時候的性交就有違不縱欲的原則。和合法妻子結合的目的就是為了生出健全的下一代，因此我們必須在正確的日子（月事週期的第四天和第十六天間）和時間（夜晚）從事性行為，其他時候連幻想都不妥。通曉經典的專家告訴我們，有家室的人只要遵守訓誡、教條，還是可以實踐不縱欲，因此有妻小的人可以練習瑜伽，也有練習不縱欲的方式。總之，儘管我們無論如何都不該揮霍能量，但不縱欲指的並非守住生命之液而已。

事實上，讓心智專注，與至高無上的神連結，就是不縱欲。梵文的 veerya 就是生命能的意思。每三十二滴血會轉化為一滴生命能，也就是精液（dhatu）[6]。我們若要維持心智、感官的能量，就該守住我們的血和精液。若精液流失了，心智和感官也會跟著削弱，我們也就不可能察覺到真我。因此，我們說練習不縱欲可以獲得生命能，其實是因為我們的心智專注在內在真我的本質，並漸漸與它連結在一起；這麼一來，我們自然而然會獲得力量。相反的，如果心智只注意外在的事物，力量就會減弱。經典有云：「弱者無法獲得內在真我（Nayam atma balahinena labhyah）。」內在的力量比肉體的力量更強大。因此，如果我們要讓心智堅定集中，就必須無時無刻的仰望至高的真我，無論工作、睡覺、吃飯、玩樂、甚至與妻子交合的時候都不例外。換句話說，在清醒、做夢、熟睡這三個狀態之下，我們必須隨時掛念著至高的真我；這樣一來，我們就可以從中獲得力量，而這力量也有助於不縱欲的修行。

若能做到不縱欲，我們就會強健有力，進而了解真我。血液轉化而成的精液也就不會流失，還可以繼續滋養我們的身體。經典告訴我們，只有強者能看見真我，弱者沒有這樣的能力。因此，《瑜伽經》中提到生命能（virya labhah）這個詞，其實非常貼切。總之，不縱欲就是生命能的來源。

Brahmacharya pratishtayam virya labhah.

若能實踐不縱欲，就能獲得生命之能。

——《瑜伽經》ii：38

不貪婪 aparigraha

什麼是不貪婪？我們要維持肉身的健康，就必須攝取食物。畢竟我們得先有身體，才能遵循正道，漸漸獲得神性，不是嗎？因此，我們吃的食物應該純淨（sattvic）、未經污染（nirmala），並以正當的手段取得，而非透過欺騙、詐取、剝削，或其他不公義的手段而來。我們應該吃適量的食物，以維持身體運

---

6 印度人相信每經過三十二天，我們吃的食物就會轉化為一滴血。累積了三十二滴血後，再過三十二天，就會轉化為生命能。累積了三十二滴生命能，再過三十二天，就會轉化為一滴生命甘露（amrita bindu）。這甘露儲存在腦袋裡，讓人身心綻放光彩。當生命甘露減少的時候，壽命就會變短。但是透過不縱欲和倒立動作的練習（參見後面的體位法介紹），我們就會變得更健康、長壽、心智清明。

不順從欲望、享受，因為過多的食物對我們的身體毫無益處——這就是不貪婪。如果我們能確實做到不貪婪，瑜伽人就可以看見自己的前世和來生。

Aparigraha sthairye janma kathamta sambodhah.

若能實踐不貪婪，我們就會了解生命從何而來，為何而生。

——《瑜伽經》ii：39

瑜伽的第一支持戒包含以上五個分支。唯有前世練習過瑜伽的人，今生才會繼續修習；這輩子有練習瑜伽的人，一定具有潛意識的印記（samskara）或是天生的好惡（vasana）[7]。但是儘管有潛意識的印記，我們也該認真、持續的練習。

7　印度人相信唯有前世練習瑜伽的人，今生才會繼續練習。換句話說，人的意識裡一定原本就潛藏著對瑜伽的喜好、渴望，才會接觸瑜伽。我們的一切體驗都會烙印在我們的意識中，每個印記都會讓我們對這樣的體驗產生好惡的感覺。這意識的印記就叫做 samskara；內在好惡的感覺就叫做 vasana，字面上的意思是「香氣」。我們的個性就是由無數的香氣所構成。為了加深瑜伽在心靈上的印記，練習者應該更認真，否則就無法把練習烙印在意識裡。帕達比．喬艾斯曾經拿炒大蒜來比喻 samskara 和 vasana，如果大蒜炒了很長一段時間，鍋子洗乾淨之後，香氣還是會久久揮散不去。因此，如果練習者前世是美國工程師，就算這輩子生在婆羅門家庭，他還是會對工程感興趣。

精進　NIYAMA

我們接下來要討論第二支，也就是精進。它包含五個分支：潔淨（shaucha）、知足（santosha）、紀律（tapas）、讀聖賢書（swadhyaya），以及敬神（ishwarapranidhana）。

潔淨 shaucha

潔淨分為兩種：外在的潔淨（bahir shaucha）和內在的潔淨（antah shaucha）。第一種外在的潔淨，指的是用紅粘土和水把身體表面清洗乾淨。用粘土搓洗身體可以去除身上的汗和污垢，身體會變得柔細光滑。第二種內在的潔淨，指的是把萬物都視為自己的朋友，以親善的態度（maitri）對待人事物。我們要懷抱著寬容的心，把一切視為朋友，在萬物中看見神的光彩。把萬物視為神，就是內在的潔淨。做到這兩種潔淨之後，我們就會對庸俗、暗淡、腐敗的肉身產生嫌惡，觸碰這種人的身體時也會產生噁心的感覺。如此一來，我們也會更小心的保持乾淨，避免染上罪孽。

Shauchat swanga jugupsa parair asamsargah.

若能潔淨，我們就會渴望保護自己的身體，不被不潔所污染。

——《瑜伽經》ii：40

知足 santosha

我們都知道要人知足常樂。當我們無預警的被加薪了，或是收到天上掉下來的禮物時，通常只要是人都會覺得心情大悅。但是這樣的快樂只是短暫的，轉眼即逝。不論是富是貧、不論幸運之神眷顧與否，不論榮卑貴賤，我們永遠都不該覺得失落。讓心智專注在樂觀、樂觀的方向，一直保持快樂，不為了任何理由懊惱，這種內在的滿足感就是知足。若能做到知足，就會有無限喜樂。

Santoshad anuttama sukha labhah.

若能知足，就會有無限喜樂。

──《瑜伽經》ii：42

紀律 tapas

紀律指的是規範身體、感官的儀式或行動。《瑜伽亞涅瓦奇亞》（Yoga Yagnavalkya）[1]提到：「熟稔刻苦修練的的聖者說，經典告訴我們，配合月亮運轉週期禁食是紀律的最高表現（Vidhinoktena margena Krchra Chandrayanadibih, Sharira Shoshanam prahuh tapasastapa uttamam）。」聖書（shastras）[2]中明文提到的紀律尤其重要。練習紀律之後，身心的毒素會被消滅，內在意識（antah karana）就會純淨無暇，身體和感官也更臻完美。

Kayendriyasiddhirashuddhiksayah tapasah.

刻苦紀律的靈性練習會消滅不淨，讓身體和感官完美。

──《瑜伽經》ii：43

讀聖賢書 swadhyaya

讀聖賢書指的是嚴格的反覆背誦《吠陀經》中的經文和禱詞，背誦的方式必須正確，不能因為錯誤的音調（swara）、不標準的發音（akshara）、字彙（pada）或句型（varna），破壞其中的意義（artha）和梵咒的神性（Devata）[3]。

---

1 《瑜伽亞涅瓦奇亞》（Yoga Yagnavalkya）是古代聖者亞涅瓦奇亞（Yagnavalkya）和他的學生格爾基（Gargi）之間談論瑜伽的對話。

2 Shastras 這個字指的是神聖的經典書籍，同時具有宗教意義與科學內涵。

3 吠陀經的唱誦很講求音調和發音的標準，只要唱錯或是稍稍修改一個音調，往往意思就變了。Devata 這個字指的是梵咒中的神性。若梵咒唱得標準，就會彰顯其中的神性，帶領唱誦者體驗真理。因此梵唱的字彙、形態、意義密不可分，且息息相關。

《太陽神咒》（Gayatri mantra）[4] 是《吠陀經》和梵咒的基礎，而所有的梵咒都可以歸類在吠陀和譚崔這兩個系統中。吠陀系統的梵咒可分為兩種：可唱（pragita）和不可唱（apragita）；而譚崔體系的梵咒分為三種：陰性（strilinga）、陽性（pullinga）和中性（napumsakalinga）。要了解這些經文，我們必須先研讀《梵咒之秘》（Mantra Rahasya）。然而這些梵咒對於了解勝王瑜伽（raja yoga）[5] 並沒有太大幫助，所以我們暫時不討論。

梵咒中提到的神會把能量（siddhis）賦予唱誦者和默想其中意義的人，有心人必須追隨真正的靈性導師（Satguru）學習。

Swadhyayad ishtadevata samprayogah.

學習、練習自我的梵咒，可以和神性合一。

——《瑜伽經》ii：44

敬神 ishwarapranidhana

敬神就是臣服於神，凡事不求結果，把行動、言語、思想都奉獻給神。古聖先賢有云：

Kamatah akamatovapi yat karomi shubhashubham

tat sarvam tvayi vinyasya tvat prayuktah karomyaham.

無論出於自願與否，無論結果是好是壞，

我都把結果奉獻給你，因為我的行動都是出於你的指示。

這樣的奉獻就叫做敬神。練習敬神，我們就可以進入三摩地（samadhi），和至高的能量連結，讓生命完美、富足。

Samadhi Siddih Ishwarapranidhanat.

練習敬神，我們就可以進入三摩地。

——《瑜伽經》ii：45

若想要好好練習持戒、精進，就得盡量不被疾病、外務、貧困所困擾。人如果生病了，心智就無法堅定，也無法好好做事。因此，身體、感官、心智必須夠穩定，才能避免疾病之類的障礙產生。

我們若要控制好身體和感官，首先必須學習、練習體位法。《奧義書》中在不同的篇章都有提到這一點，古聖先賢也認為，體位法應該為八支之首：

Asanam pranasamrodhah pratyaharascha dharanam

Dhyanam samadhiretani shadangani prakirtita.

體位法、呼吸法、感官收攝、心靈集中、

冥想、三摩地，這就是六支。

——《商枳略奧義書》（Shandilya Upanishad）

這裡只提到瑜伽的六支，持戒和精進則被囊括在感官收攝和心靈集中裡。斯瓦特瑪拉摩（ Swatmarama，即《哈達瑜伽經》的作者）和精通《奧義書》的學者都認為體位法適合作為練習瑜伽的起點，我們也該接受這樣的觀點。如果身體和感官虛弱無力、障礙頻繁，那麼我們根本不可能做到持戒和精進。為了消除身體和感官的疾病、障礙，我們必須學習體位法，因此斯瓦特瑪拉摩認為體位法才是第一支。練習體位法之後，身體會漸漸穩定，也會更加健康。

---

4 《太陽神咒》（Gayatri mantra）出自《梨俱吠陀》（Rg Veda），內容是向太陽致敬，堪稱最神聖的梵咒。

5 本書中，勝王瑜伽與阿斯坦加瑜伽、八支瑜伽同義。

若能照著規矩練習體位法，就可以避免身體和感官的疾病[6]。斯瓦特瑪拉摩寫道：

Hathasya prathamangatvad asanam purvamuchyate

Tasmat asanam kuryat arogyam changalaghavam.

體位法是基礎，也是哈達瑜伽的第一支，

每個人都該練習體位法，以保持穩定，身體輕盈，不受疾病束縛。

──《哈達瑜伽經》i：17

若要了解「哈達」（hatha）的意思，我們得先知道「哈」（ha）指的是陽脈，「達」（tha）指的是陰脈。讓生命能（prana）有控制的在陰陽二脈間流動（呼吸），就是哈達瑜伽。瑜伽的意思是連結、力量；如果我們把鼻孔控制好，按照規矩練習呼吸法（pranayama），心智就會安定平穩。《哈達瑜伽經》也提到這一點：

Chale vate chalam chittam

nischale nischalam bhavet.

呼吸不穩，心智不穩。

呼吸安定，心智安定。

──《哈達瑜伽經》ii：2

如果呼吸不安且缺乏控制，心智就會不穩。控制呼吸可以安定我們的心智，讓意念堅定。所以哈達瑜伽指的就是安定心智，把意念導向內在真我的練習。

透過哈達瑜伽的練習，讓心智導向真我，就是勝王瑜伽。很多人誤以為哈達瑜伽和勝王瑜伽不一樣，這其實是個迷思。斯瓦特瑪拉摩在《哈達瑜伽經》中解釋：

Bhrantya bahumatadhvante raja yoga majanatam

Hatha pradipikam dhatte Swatmaramah kripakarah.

眾說紛紜令人不解，無法認知勝王瑜伽，

仁慈的斯瓦特瑪拉摩於是著作了《哈達之光》（Hatha Pradipika）。

——《哈達瑜伽經》i：3

6　這裡指的規矩是指古書中的教導。

生命能控制呼吸法　PRANAYAMA

呼吸法有很多種。商羯羅（Shankara Bhagavadpada）說有上千種，而斯瓦特瑪拉摩只提出八種：

Suryabhedanamujjayi sithkari shithali tatha

Bhastrika bhramari murccha plaviniti ashtakumbhakah.

太陽呼吸法、勝利呼吸法、嘶聲呼吸法、清涼呼吸法，

風箱呼吸法、蜜蜂呼吸法、暈眩呼吸法、漂浮呼吸法，

止息呼吸法有這八種。

──《哈達瑜伽經》ii：44

其中適合一般人練習的只有四種呼吸法。

有些呼吸法可以治療病痛，有些可以清潔經脈，有些可以讓心智靜止下來。這些都很重要，但是練習呼吸之前，必須先有體位法的基礎。

練習體位法可以消除身體和感官的疾病，而呼吸法的練習可以讓心智專一，強化感官，甚至讓意念穩定、靜止，身體、感官和心智間殘存的病痛也會隨之而癒，我們才能達到天人合一，看見內在真我；生命經歷了世代輪迴的苦難，最後終將獲得圓滿，脫離動物承受的苦痛。

在這個凡事講究科學的時代，我們只相信肉眼所見，鄙棄沒有證據的事實。我們不願意努力接近真我，接近那見證一切行動的內在能量，接近那創造、保護、毀滅萬物的主宰，接近那最純淨的意識。很多偉大的學者和聖者用深奧難懂的吠陀術語，告訴我們世間的一切只是過眼雲煙，只有真我真實不變，但是他們也只是暫時用華麗的詞藻感動自己和聽者，無法脫離世間

幻象的捆綁。所以，若真的想要脫離輪迴（samsara）[1]的苦海，停止在人世間的苦樂中沈浮、憂愁，就該練習瑜伽，這樣才能經歷真正的喜樂。

在這個世界上，不會一切盡如人願，這是肯定的。宇宙間的萬事萬物都是出於真我的意旨，而非凡人的欲望。如果我們確實了解《博伽梵歌》中的智慧，每天帶入我們的練習中，我們就可以在此生完成我們的目標，否則我們不可能用其他方式實現這個理想。我們應該無欲無求，放下執著，盡好此生的責任（dharma），完成自己的功課（karma）[2]。我們應該放下掛憂，盡力而為，把結果交付給神，不要期待結果或報酬。神不會因為你向他人宣揚靈性的重要而開心，也不會因為你有名有利才滿意。要取悅神，一定要放下「我」和「我的」這類想法，無私的練習瑜伽。如此一來，我們才能獲得至高的喜樂。

《博伽梵歌》中，奎師那說：「前世練習過瑜伽的人，此生的心智自然而然會受到瑜伽吸引，像磁鐵一樣（Purvabhyasena tenaiva hriyate hyavasho'pi sah）。」[3]換句話說，如果一個人熱愛瑜伽練習，那緣分前世就已經存在了。練習瑜伽對於身體、靈性都有很多益處，如果全人類，男男女女，都能夠練習瑜伽八支，從中獲得現世和來生的快樂，讓人生體驗更加完整，那真是無上的祝福。這就是我撰寫此書的崇高理想。

不論我們想做什麼事情，若沒有寧靜、安穩的心，就無法做到完美，也無法獲得快樂。「沒有平靜，怎麼會舒適（Ashantasya kutah sukham）？」[4]不安的心智怎麼享受舒適？人類無法從物質中獲得平靜和快樂，就算真的從外在獲得快樂，也轉眼就消逝了，隨之而來的苦痛卻是永恆的。縱情享受的結果就是疾病纏身，同時也有害瑜伽練習；然而瑜伽練習卻可以幫助我們消除毒害、疾病，進而獲得喜悅（bhoga）。

如果心智不純淨，總是想著「我」和「我的」，就無法彰顯內在真正的本質，人生就會被苦難所困擾。唯有心智純淨的人才可以體會永恆的恩典。若要找到內在真我，就必須練瑜伽。然而，如同留聲機反覆播放著別人唱的歌曲，也可以娛樂大眾；覆誦看來或聽來的資訊，同樣可以吸引無知的人，獲得他們的尊敬。這時候，我們很快就會以為自己是厲害的學者，陷入情感、欲望的陷阱裡。我們應該跟隨靈性導師，練習心智專注，與阿特曼[5]合而為一。只有不斷練習，實踐瑜伽八支，我們才能向上提升，別無他法。

讓心智專注在單一的方向極為重要。我們的心智很不穩定，很難保持專注。要讓心智安定下來，就一定要練呼吸法。《哈達瑜伽經》說，當我們的呼吸停下來的時候，心智也會跟著暫停。因此，我們應該了解呼吸法，以正確的方式練習。

在這世界上，有太多事物是為了滿足人類的欲望和享受而存在，而我們通通都想要，但是隨之而來的卻是我們一點也不想要的病痛。所以我們應該看清真相，練習與外物切割，避免受到誘惑。若能遠離這些誘惑並持續練習瑜伽，我們的心智就會專注，找到通往至高真我的途徑，獲得喜樂。當我們的心智不執著於外物，不受到吸引感官的東西所干擾時，我們就可以和真我合一，這就是所謂的「在此生獲得解脫（jivanmukti）」。

呼吸法一定要跟隨導師正確的學習。我們絕對不能隨便讀了一些經典書籍，就自以為專精此道，自己隨便嘗試。此外，練習

---

1 samsara 指的是紅塵俗世，也是生命在這俗世間的輪迴循環。

2 這裡的 dharma 指的是每個人在生活中所擔負的責任，karma 則是行動或功課。

3 《博伽梵歌》vi：44。

4 《博伽梵歌》ii：66。

5 阿特曼（Atman）就是無所不在的至高真我，也是純淨明亮的意識。

者必須謹慎的了解呼吸法的規則，避免操之過急。

Yatha simho gajo vyagro bhavedvashyah shanaih shanaih

Tathaiva sevito vayuranyatha hanti sadhakam.

生命能就好像獅子、大象，老虎，必須循序漸進的馴服，

否則會為練習者帶來毀滅。

──《哈達瑜伽經》ii：15

控制呼吸就好像熱忱、積極的馴獸師捕獲了在森林裡遊走的危險猛獸，例如老虎、獅子，或大象，一定要慢慢的訓練，牠終有一天會被馴服；呼吸也一樣，必須循序漸進的透過練習而穩定。這十分困難，但是是做得到的。然而，如果練習者不遵守規矩，或是心存傲慢、自以為是，就會讓自己陷入危險。有心學習的人切記這一點。

總而言之，練習瑜伽絕對可以帶來人人都想追求的平靜與喜樂，也會讓人擁有分辨真我和小我的能力，讓心靈祥和，不受病痛所苦，超脫死亡與貧困。如果一個人的身體、感官虛弱，絕對無法修煉出任何成果。弱者不可能體驗到真我。

Nayam atma balahinena labhyah

Na medhaya na bahunashrutena.

弱者無法獲得真我，

才智非凡、博學多聞也無益。

──《禿頂奧義書》（Mundaka Upanishad）

這是《吠陀經》裡的文字。經文裡的 bala 指的是力量，──身體和內在的力量。身體不被疾病所干擾，心智才不會浮動不安。身體、內在，和感官的力量都很重要，若少了任何一種，我們都無法提升靈性。單靠古書聖典的智慧和知識，無法讓內在覺

醒；專家學者的評論、解釋也無法引領你找到真我。就算你跟著導師學了多年的吠檀多學派[6]理論也不沒什麼助益。只有練習能引領練習者找到真我（atma balah）。有心向學的人若虛心順從導師的訓誡和指引，就會慢慢解開內在和外在的枷鎖，發現宇宙真我最真實的面貌，這就是瑜伽的本質。

身體和心智息息相關，密不可分。若身體或感官體驗到愉悅或痛楚，心智也會有同樣的體驗，這一點大家都知道。如果心智痛苦，身體就會消瘦、虛弱，黯淡無光；如果心智快樂祥和，身體就會強壯有力，綻放出健康的光彩。因此，身體、感官和心智緊緊相繫，相互影響。正因為這樣，大家都該知道專注心智的方法。要學習專注，必須先淨化身體，接著培養內在的力量。淨化、強化身體的練習方式就是體位法。身體潔淨了之後，呼吸也會跟著潔淨，身體的疾病就會消失了。

一旦熟悉體位法，可以輕鬆的完成練習之後，就該進入下一支的練習，也就是生命能控制，簡稱呼吸法。並非輕鬆的坐著，從鼻孔吸氣吐氣就是呼吸法；呼吸法是透過吐氣（rechaka）、吸氣（puraka），和止息（kumbhaka），控制細微的生命能。唯有按照規矩，啟動三個鎖印（bandhas），同時進行具有潔淨效果的練習（kriyas）[7]，才算是呼吸法。什麼是三個鎖印？它們分別是根鎖（mula bandha）、臍鎖（uddiyana bandha），和喉鎖（jalandhara bandha）[8]；我們在練習體位法的時候，也該把它們帶進練習裡。透過呼吸法的練習，心智會專注穩定，完全關照呼吸。經典文獻中提到：「呼吸不穩，心智不穩（Chale vate chalam chittam）。」大家都知道，當我們舉重物的時候，若能

---

6 吠檀多學派（Vedanta）字面上的意思是吠陀的終極，提倡不二一元論。

7 kriya 有潔淨、行動，和練習等意思。

8 根鎖（mula bandha）類似提肛的練習；臍鎖（uddiyana bandha）又稱腹鎖，意指把肚臍下方四吋處的核心肌群上提；喉鎖（jalandhara bandha）指收下巴。

閉氣並專注在我們要舉的東西上，就會舉得比較輕鬆。透過吐氣、吸氣、止息的練習，我們就有可能讓心智專一。

在哈達瑜伽的範疇中有上千種呼吸法，有些可以淨化經脈，有些可以清潔、強化身體，有些可以治療疾病、潔淨七個組織（dhatus）[9]，還有些可以讓心智暫停，有助我們了解至高之神的智慧，其中止息呼吸法（kumbhaka pranayama）既可以清潔身心，也有助探尋真我，尤其重要，就連商羯羅也說它是呼吸法之最：

Sahasrashah santu hatheshu kumbhah sambhavyate kevala kumbha eva.

哈達練習中，有上千種止息的練習方式，

單純的止息尤其重要。

—— Yoga Taravalli 10

《瑜伽亞涅瓦奇亞》、Sutasamhitakara、Devi Bhagavata、《瓦希士陀瑜伽》（Yoga Vashishtha）、《博伽梵歌》，和《奧義書》都有提到止息呼吸法的練習，商羯羅也特別強調它的重要性。然而，各家對於呼吸法的觀念普遍不同，所以這一支特別需要導師正確的引領。

對瑜伽練習者而言，面對食物、性，和言語時，必須遵循一些規矩。食物中以悅性（sattvic）食物最好，但是蔬菜不應該吃太多。阿育吠陀[10]的經典中有提到：「食用蔬菜，導致疾病（Shakena vardate vyadhih）。」瑜伽書籍也有提到，蔬菜對瑜伽練習者無益。最好的食物是小麥、蛇瓜、半糊的酸奶酪、綠豆、薑、奶，和糖等。好的食物應該延年益壽，增加人的悅性、力量、健康、快樂和愛，應該好消化、自然、簡單，且順應時節——這類食物最適合練習者食用，因為它們是神所喜悅的食物。

另一方面，酸、鹹、刺激性的食物對身體不好，不該吃太多。如果吃的食物純淨，思想就會純淨，因為我們的腦袋會吸收我們所吃的食物，《奧義書》中也有提到：「食物純淨，思想就會純淨；思想純淨，記憶就會穩定（Ahara shuddhau sattva shuddih. Sattva shuddhau druvasmrtih）。」[11] 因此瑜伽練習者應該只吃悅性食物，不該吃刺激情慾、負面思想、肉質多，或是容易變胖的食物。此外，我們也該屏棄有毒的物質和吸菸的習慣。

我們吃的食物應該只占胃容量的一半，另外四分之一的胃要裝水，四分之一裝空氣，這樣才有助腸胃蠕動消化。我們應該避免吃太多或完全空腹、睡太多或完全不睡、性行為太頻繁，或是和負面、低俗的人相處，因為這都會造成瑜伽練習的障礙。我們的飲食、睡眠都該有節制，這一點很重要。

同樣的，話說太多也不好。話說太多，會浪費舌頭的能量，破壞言語的能量。言語的能量破壞了，我們說的話就會無力，就不會被社會所重視。然而，談論靈性的議題可以增加舌頭的能量，且對世界有益；談論俗事只會減少舌頭的能量，且折損壽命。經典常常強調這一點，所以大家最好盡量遵行。

性生活太頻繁也會讓身體、感官和心智耗弱。心智和感官耗弱，我們就難以成就大事；心智不穩，我們就會無所事事。因此，我們要避免太常發生性行為。

---

9 阿育吠陀的醫學系統把身體區分為七個基本組織，也就是 dhatus，其中包括：淋巴和血漿、血液、肉、脂肪、骨骼、骨髓、性液（精液和卵子）。

10 阿育吠陀（Ayurveda）字面上的意義是生命科學，探討人如何透過節制的飲食和活動，和自然和諧共存，健康發展。

11 《唱贊奧義書》（Chandogya Upanishad）vii：26：2。

我們不該在戶外練習瑜伽，也不該在不潔、發臭的地方練習，地下室和屋頂也不適宜。練習的地方最好在一塵不染的一樓室內，有窗戶透氣，地面上最好塗過牛糞[12]。

練習中流的汗水應該用手心搓揉乾。若能這麼做，身體會變得輕盈、強壯。經典有云：

Jalena shramajatena gatra mardhanam acharet

Drdhatha laghuta chaiva tena gatrasya jayate.

練習者應該用努力過後產生的汗水搓揉肌膚，

身體就會結實且輕盈。

──《哈達瑜伽經》ii：13

若在戶外練習，或是邊練邊忙著擦汗，很容易流失元氣，平白耗損能量，練習者只會越來越虛弱。因此，練習瑜伽產生的汗水一定要用手輕輕搓回皮膚裡，不能被風吹乾，也別拿毛巾擦拭。這是瑜伽練習者的經驗談，有心學習的人務必銘記在心。

練習過後的半小時內盡量不要讓身體接觸到戶外空氣。半小時之後，最好可以洗一個熱水澡。此外，練習的前三個月要盡量避免洗冷水澡或禁食，但是等到練習穩定之後，就不需要這麼小心翼翼。

練習瑜伽之後，最好可以喝些牛奶和澄清過後的牛油，或是淨化奶油（ghee）。若是負擔不起，可以把少量的冷水倒入溫熱的熟米飯中，混合過後食用，之後再吃其他的東西，這樣也可以有吃牛奶和淨化奶油的效果，讓身體元氣充沛，精神飽滿。練習者應該把以上這些關於飲食、性、沐浴，和練習的規矩放在心上，同時也要敬神，並尊師重道。我們的練習並非為了獲得健康、結實的身體，也不是為了享受。我們透過練習，淨化我們的身體、感官、心智，這樣才能把一切行動奉獻給神，這才是正確的心態。若我們能夠把心智奉獻給至上真我，神一定會在適切的時候讓我們達成希望和目標。因此練習者應該要守護心智，不要受到會引響內在平衡的事物所干擾。

練習瑜伽一定要有熱忱、勇氣，還要對哲學知識（tattvajnana）有堅定的信心。練習者也盡量不要和人群攪和。若能具備這些特質，就可以進入瑜伽的境界。經典這麼描述練習瑜伽的方式：

Utsahatsahasadhaivyattattvajnansh cha nischayat

Janasanghaparityagat shadbiryogah prasiddhyate.

熱忱、勇健、堅定、對真理的了解、堅定的信念、

不與人群往來，這六種方式有助瑜伽鍛鍊。

──《哈達瑜伽經》i：16

練習者應該謹記以上這些提醒，不要相信不懂瑜伽練習的人信口雌黃，也不要因為無知的話語而感到沮喪，更不要被那些懶散、無法控制自己身體的人所影響。

練習瑜伽沒有年齡限制，任何人都可以練習，包括男女老少、虛弱殘疾。經典這麼說：

Yuva vrddho'thivrddho va vyadhito durbalo'pi va

Abhyasat siddimapnoti sarvayogeshvatandritah.

不論年輕人、老年人、非常衰老的人，或病痛疲弱的人，

只要謹慎積極的練習，就會有所成就。

──《哈達瑜伽經》i：64

---

12 印度人常常把牛糞塗在地面上，因為乾了之後會有抗菌效果。

學者專家都贊同這樣的觀點，實際的練習經驗也證實如此。事實上，只有懶惰的人練習不了瑜伽；除此之外，瑜伽練習對於八歲以上的男女都很重要。

懷孕四個月以上的婦女應該避免練習體位法，但是她們可以在七個月前練習勝利呼吸法（ujjayi pranayama）、吸吐等長呼吸法（samavritti pranayama）以及吸吐不等長呼吸法（vishamavritti pranayama），但是都不要練習止息。若能坐在蓮花式（Padmasana）或是大手印（Mahamudra）深吸深吐，分娩會比較順利。女性最好謹記在心。

五十歲以上的人只要練習幾個簡單、有效的體位法和一些呼吸法就夠了。但是對於一直穩定練習的人來說，並不需要管這些限制，可以繼續練習原本的體位法或呼吸法。然而，如果年長之後才開始練習，只要練以下十個體位法就已經足夠了（每個體位法的詳細介紹請參見第二章）：首先，拜日式 A 和 B（First and Second Surya Namaskara），接著練西方延展式（Paschimattanasana）、肩立式（Sarvangasana）、鋤式（Halasana）、膝蓋夾耳式（Karnapidasana）、向上蓮花式（Urdhva Padmasana）、胎兒式（Pindasana）、魚式（Matsyasana）、併腿延展式（Uttana Padasana），和頭倒立式（Shirshasana）。最好能配合呼吸流暢的進入這些動作（vinyasa），若真的沒辦法，也一定要專注的吸氣、吐氣。頭倒立式（Shirshasana）至少要練習十分鐘，其他動作則至少各停留十個呼吸。持續練習之後，身體和感官會越來越強壯，心智也會得到淨化，有延年益壽之效，身體也會充滿嶄新的能量。

中壯年人最好做完所有的體位法。練習越多，身體就會越強壯，也就不會染上疾病，練習呼吸法的時候也會比較簡單。練習者的心智會隨著練習轉為和諧專注，漸漸充滿悅性特質，智慧和壽命也都會隨之增長。

年紀真的很大的老年人可能會覺得肩立式（Sarvangasana）、鋤式（Halasana）、併腿延展式（Uttana Padasana）、頭倒立式（Shirshasana）和蓮花式（Padmasana）都太難，那麼每天練習大手印（Mahamudra），配合吐氣後止息呼吸法（rechaka kumbhaka pranayama）、吸氣後止息呼吸法（puraka kumbhaka pranayama）、吸吐等長及不等長呼吸法（samavritti vishamavritti pranayama），和清涼呼吸法（sithali pranayama），也可以讓老年人過得更開心、長壽，避免染上疾病。

虛弱病痛者應該循序漸進的練習適當的體位法和呼吸法。持續練習一陣子之後，練習者的體力會變好，練習的動作也可以漸漸增加。如此一來，練習者的病痛、虛弱就會慢慢消除，變得健康有活力。

有心學習者應該跟隨固定的導師，導師會依照每個人的身體設計適合的練習。瑜伽絕對不能照著書本或是圖片練習，一定要順服於了解瑜伽智慧、經驗豐富的導師。若練習者缺乏老師的指引，身體或心理很可能會練出毛病。雖然瑜伽練習可以消除所有困擾人類身體和心智的病痛，但是前提是練習者追隨的老師必須通曉古書聖典，並具備把書中智慧帶入個人練習的經驗。唯有在老師的帶領下，我們的身體、心智、感官才能像提煉黃金一樣的獲得淨化。

透過持續的瑜伽練習，就連氣喘之類無藥可醫的疾病都會自然康復，身體、心智、感官也會散發嶄新的能量。很多醫生對瑜伽嗤之以鼻，但是看到自己治不好的病人被瑜伽治癒，也覺得不可思議。這都是經驗談。藥物治不好的病，練瑜伽就對了；練瑜伽治不好的病，就真的是不治之症了。這一點毋庸置疑。

如果因為身體的三種督夏（doshas）[13]不平衡而導致疾病，醫生還有辦法配藥調整體質，但是沒有一個藥師（dhanvanthari）可以治療心理疾病，而瑜伽甚至可以治癒這些心理疾病。事實上，只要練習者懷抱信心，持續練習八支，就可以完成世間的任何目標，甚至可以重新創造天地[14]。

這世界充滿了虛偽、欺騙和詭詐，瑜伽人具有改變現狀的力量，帶領人走向正軌。練習者一定要對瑜伽八支有信心，熱忱穩定的練習，並尊敬、順服導師。然而，現在的年輕人往往對導師沒有信心，也缺乏謙虛、熱忱的學習態度，這都是因為心智和感官虛弱所致。若沒有謙虛、熱忱，不願臣服於神和導師，獲得的知識就像把聖牛產的牛奶倒入狗皮做的囊袋裡，或是和驢子產的奶混在一塊一樣，最後變得令人難以下嚥。青年男女若誠心追求知識，展現出信心與熱忱，不因為心智薄弱而放棄，也不假裝虔誠，那麼神聖的能量會把知識豐沛的貫注給學習者，讓他們身心強健，不受欲望所擾，這一點毋庸置疑。有的國家得天獨厚，年輕人虔誠的臣服於神，那麼國家人民一定會身心健全，國運也會繁榮昌盛。這都是吠陀經典裡頭的觀點。所以我要再次強調，練習者如果能相信以上的方法，遵循正道持續練習，一定會在此生和未來獲得快樂。

每個人的身體構造不同，所以練習體位法的方式也會稍有差異。未必每個人都能體會同一個體位法或呼吸法的功效，有時候不同的身體需要不同的方式才能獲得同樣的益處。有些體位法也許不適合特定的人，甚至可能造成痛苦。好的導師會了解這一點，並加以解釋說明，因此瑜伽練習者一定要聽從老師的教誨。

練習體位法一定要先練拜日式（Surya Namaskara），之後才練其他的動作。拜日式（Surya Namaskara）和體位法的練習有一定的順序，而且動作轉換間一定要配合呼吸流動。如果沒有照規矩，或是沒有呼吸，身體就不會變強壯，細微的經脈也不會獲得淨化，甚至還會造成不平衡，導致身體、感官、思想、智慧停滯不前，最後越來越失衡。

體位法和拜日式（Surya Namaskara）的練習一定要按照規定的串聯方式（vinyasa）。古代聖者瓦瑪納（Vamana）曾說：「瑜伽人啊，練習體位法不能沒有串聯系統（Vina vinyasa yogena asanadin na karayet）。」[15] 照著有智慧的方式正確練習其實很困難。因此，有心練習的人絕不能忘記動作的串聯方式，同時還要配合呼吸。

下一章講述的體位法都是療癒系的瑜伽練習。我們會有系統的介紹，練習者應該照著書中介紹的順序，小心謹慎的練習，不能因為個人好惡而隨意省略動作。這一點務必謹記在心。

最適合開始練習的季節是冬天，有心學習的人最好清晨五點以前練習。儘管冬天比較寒冷，但是盡量不要在練習前生火取暖或是跑步暖身，同時也要避免性行為太頻繁。練習者不要忘了這些提醒。

---

13 三種督夏（doshas）包括風（vata）、火（pitta）、土（kapha），這三種元素掌控著身體的能量，同時會受到人吃的食物和行為所影響。當三種督夏平衡穩定時，身體就會健康；若不平衡，身體就會生病。

14 舉例來說，印度神話中的眾友仙人（Vishvamitra）就曾為一個種姓較低、卻渴望升天的人，創造了一個天宮（Indra Loka）。

15 瓦瑪納（Vamana）是《瑜伽崑崙塔經》的作者。《瑜伽崑崙塔經》是阿斯坦加瑜伽的經典，探討體位法和呼吸法。

Stirairangais tushtuvagumsastanubhih

Vyashema devahitam yaddayuh

Om Shanti Shanti Shanti.

我們讚頌神，願我們強壯，練習穩定，

享受神賜給我們的生命，

Om，平安，平安，平安。

──《梨俱吠陀》中的平安梵咒

拜日式與瑜伽體位法

SURYA NAMASKARA

AND

YOGA ASANAS

拜日式 SURYA NAMASKARA

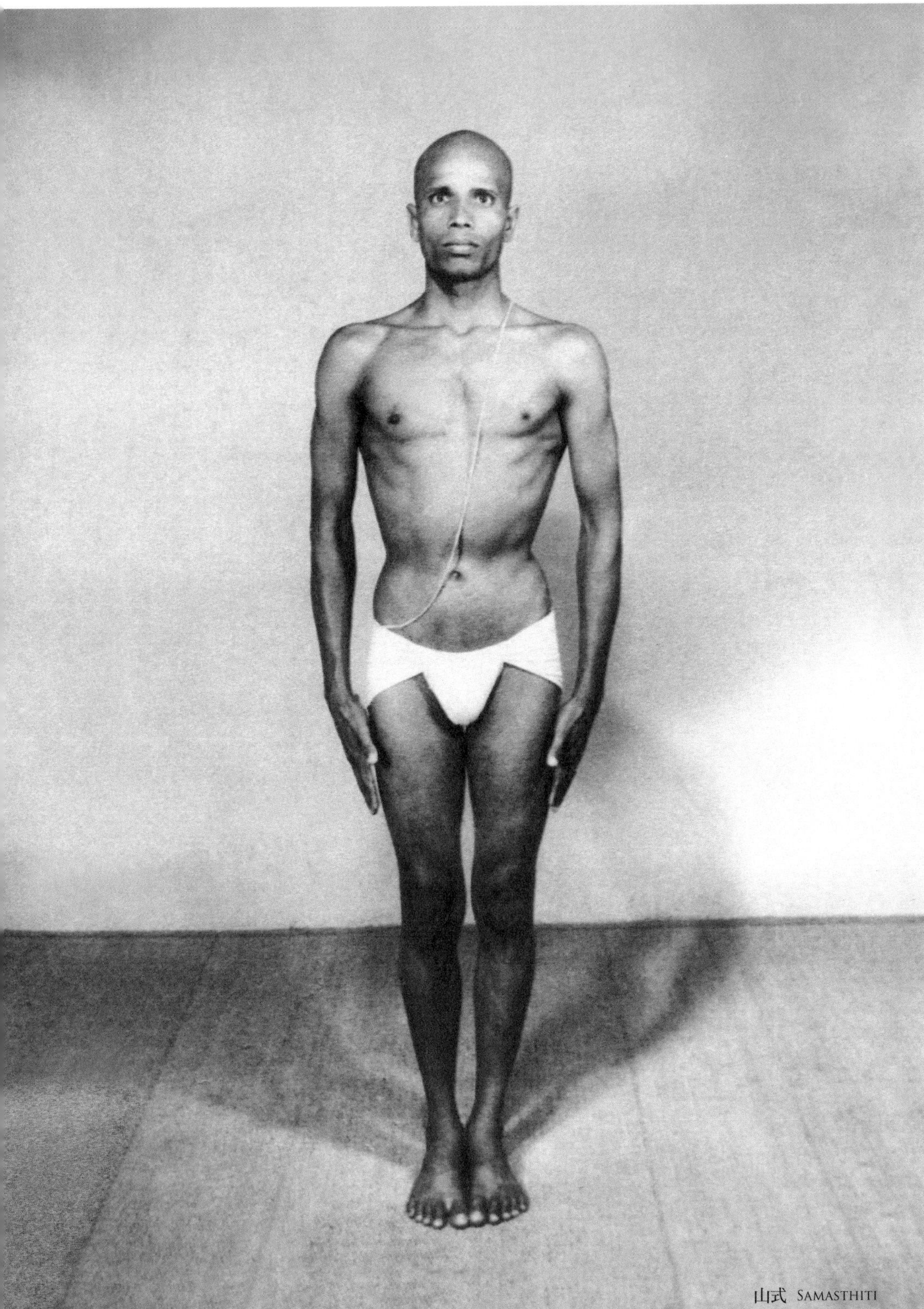

山式 SAMASTHITI

拜日式的練習流傳久遠，它可以讓人生光明美好。透過拜日式的練習，人會愉悅喜樂、感恩知足，避免受到衰老和死亡的束縛[1]。

然而，現代人不顧傳統，不學習古人的練習方式，無法控制感官，只想沈浸在私慾的享樂中，破壞心智的力量，追求有形的利益。他們只看見眼前的快樂，拒絕相信真理，反而為人生帶來更多苦惱，染上病痛，最後招致貧困、死亡。如果他們追隨傳統，遵循古人的教訓，就可以讓身心強健有力，這樣才可能了解真我的本質。經典有云：「缺乏力量的人無法找到真我（Nayam atma balahinena labhyah）。」[2] 身體、感官、心智堅強有力，自然會健康正直，活得更長久，也更有智慧，最終獲得解脫。因此，若想要活得健康、正直、智慧、長壽，就不要忘記先人流傳下來的傳統。

古聖先賢的訓誡告訴我們：「我們的首要工作是顧好身體，因為身體是追求靈性的工具（Shariramadyam khalu dharma Sadhanam）。」[3] 先人找到了維持身體健康的方式，這方式既不違背經典，同時也符合傳統——只有拜日式和瑜伽的練習有這樣的功效。先人研讀瑜伽科學的書籍，把智慧帶到每日練習中。在印度的每個角落，我們可以看到各個階層的人按照瑜伽典籍中記載的方式練習拜日式。他們每天懷抱著正直光明的心練習，而且他們相信太陽神的祝福對健康極為有益。有句話這樣說：「我們應該向太陽祈求健康（Arogyam bhaskarad icchet）。」受太陽祝福的人絕對可以活得更長久。因此，若要獲得健康這項最偉大的財富，我們一定要敬拜太陽。

1　據說偉大的瑜伽人甚至可能掌管生死，透過呼吸控制延長壽命。

2　《禿頂奧義書》iii：2：3。

3　《冥想與靈性生活》（Meditation and Spiritual Life），斯瓦米亞提師瓦拉難達（Swami Yatishwarananda）所著。

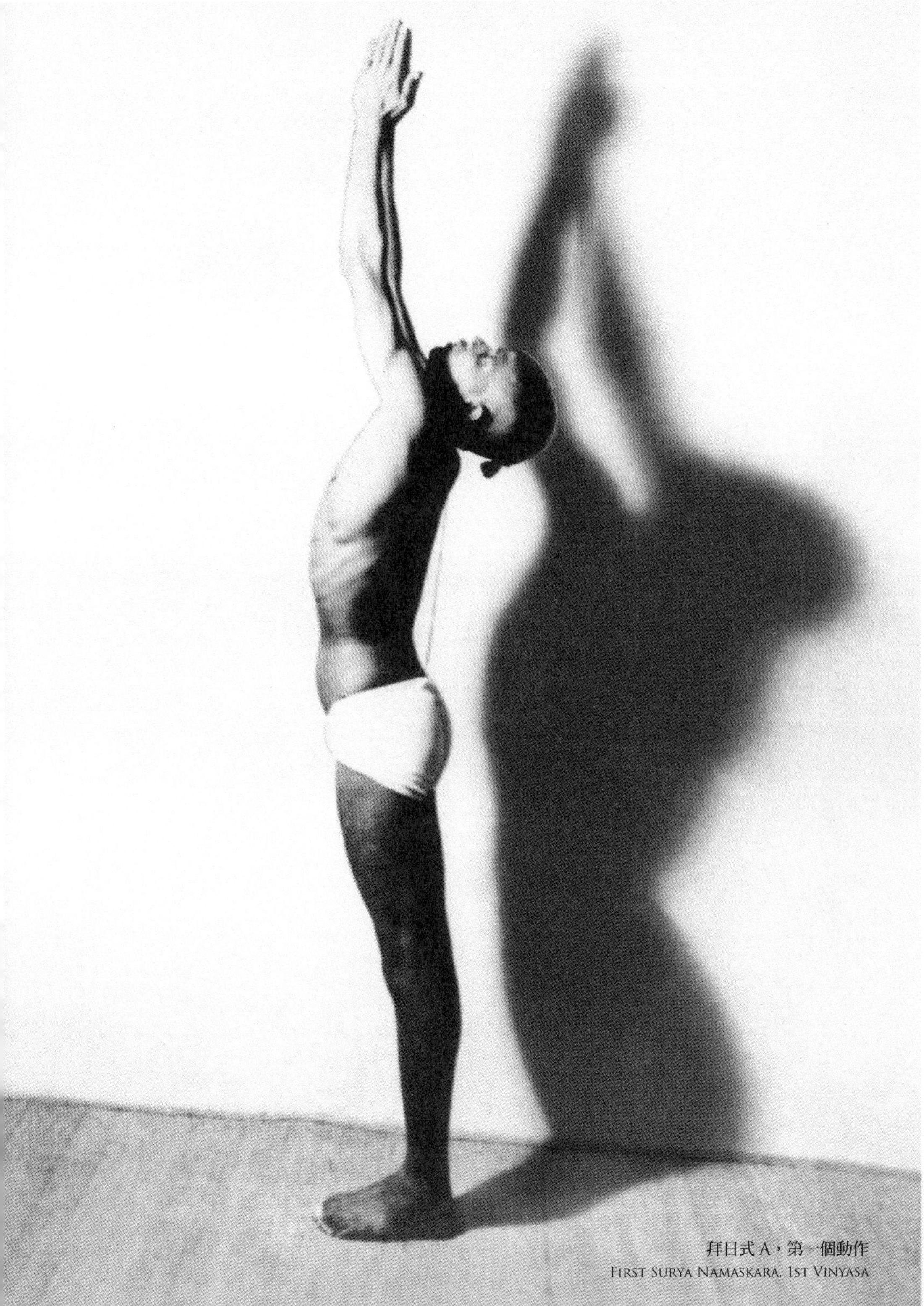

拜日式 A，第一個動作
FIRST SURYA NAMASKARA, 1ST VINYASA

為了確保練習功效，拜日式一定要遵照傳統的規則。敬拜太陽的方式有很多種，其中以拜日式最為重要。古書中有提到：「太陽喜歡被敬拜（Namaskarapriya suryah）。」我們不能隨心所欲的敬拜，應該照著神聖的經典中所記載的方式進行。唯有照著規矩、不違背教條指示，掌管健康的太陽才會喜悅，賜給我們精神和活力，保護我們的健康。簡而言之，如果想要擁有健康，就該遵循聖書中的指示練習拜日式。

什麼是聖書？這裡指的聖書就是解釋梵咒的古代典籍，這些書把梵咒解釋得簡單明瞭，就連駑鈍之才也看得懂。有些聖書記載了與太陽神有關的梵咒，其中大多是敬拜讚美的詩句：「神啊，我們把自己獻在你面前的同時，請讓我們聽見正面的聲音，看見光明的前景（Bhadram karnebhih shrunuyama devah / Bhadram pashyema / Akshabhir yajatrah）。」這段祈禱文意在請求太陽強化我們的感官，讓我們感受萬物的神性，不只祈求身體、感官、心靈的力量，同時希望太陽消除我們的病痛，賜予我們內在的快樂，帶我們走向最終的解放，不受這虛幻短暫的世界所苦。要獲得這樣的快樂，一定得身心健康，不能有病痛纏身。因此，為了獲得健康，我們應該遵循經典指示，好好練習拜日式。

許多人對拜日式的練習方式各有不同的看法，我們無法明確的說哪一種才正確，但是回顧瑜伽科學，就會發現拜日式都有一套呼吸和動作串聯的系統（vinyasa），每個吸氣和吐氣都有動作，又好像冥想一樣。根據瑜伽經典的說法，傳統的練習重點包含：動作串聯（vinyasa）、吐氣（rechaka）和吸氣（puraka）、冥想（dhyana）、凝視點（drishti），以及鎖印（bandhas）。根據瑜伽人的經驗，這些都是練習拜日式時該注意的要素。若沒有做到以上的重點，拜日式的練習不過就是運動而已，不是真正的拜日式。

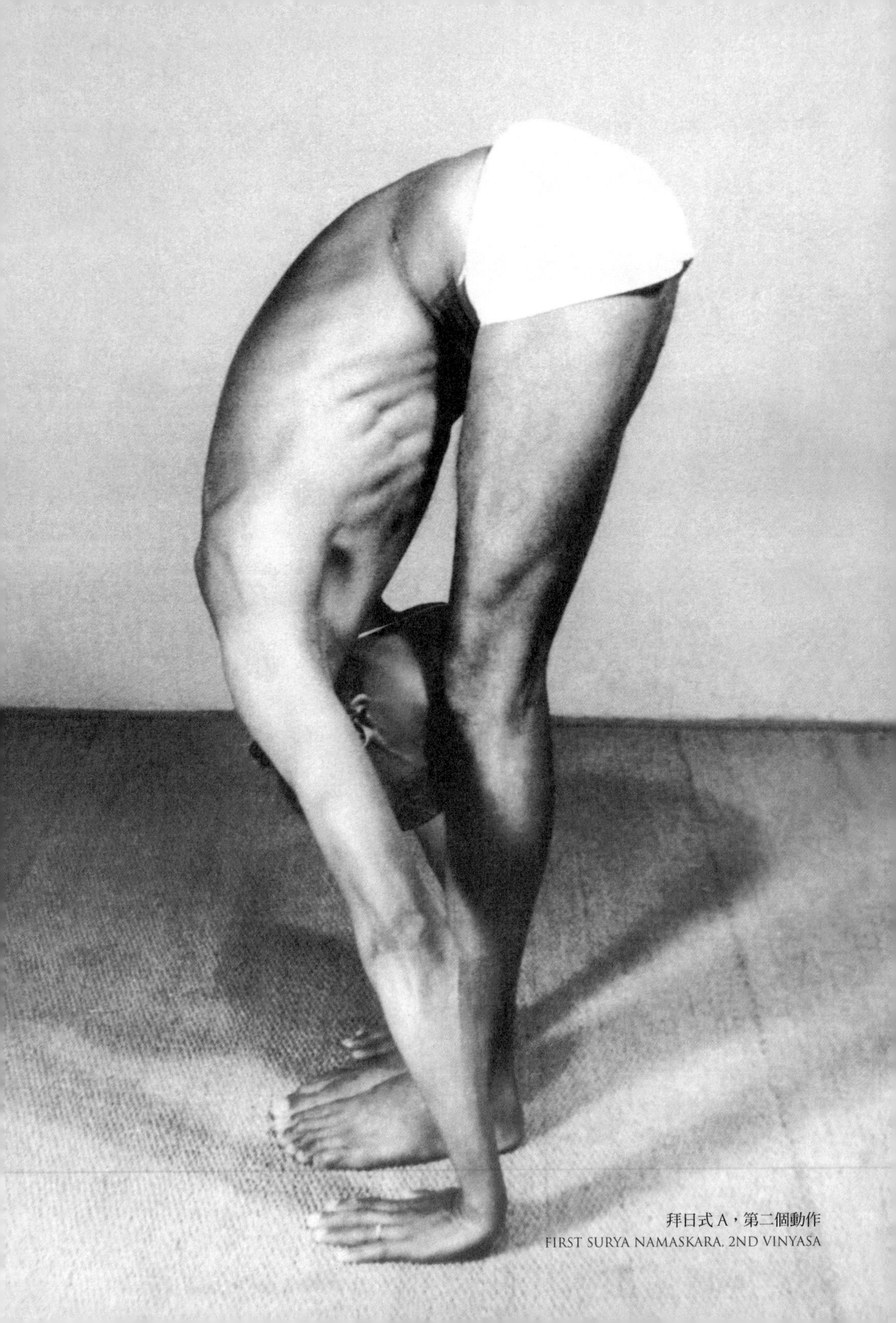

拜日式A，第二個動作
FIRST SURYA NAMASKARA, 2ND VINYASA

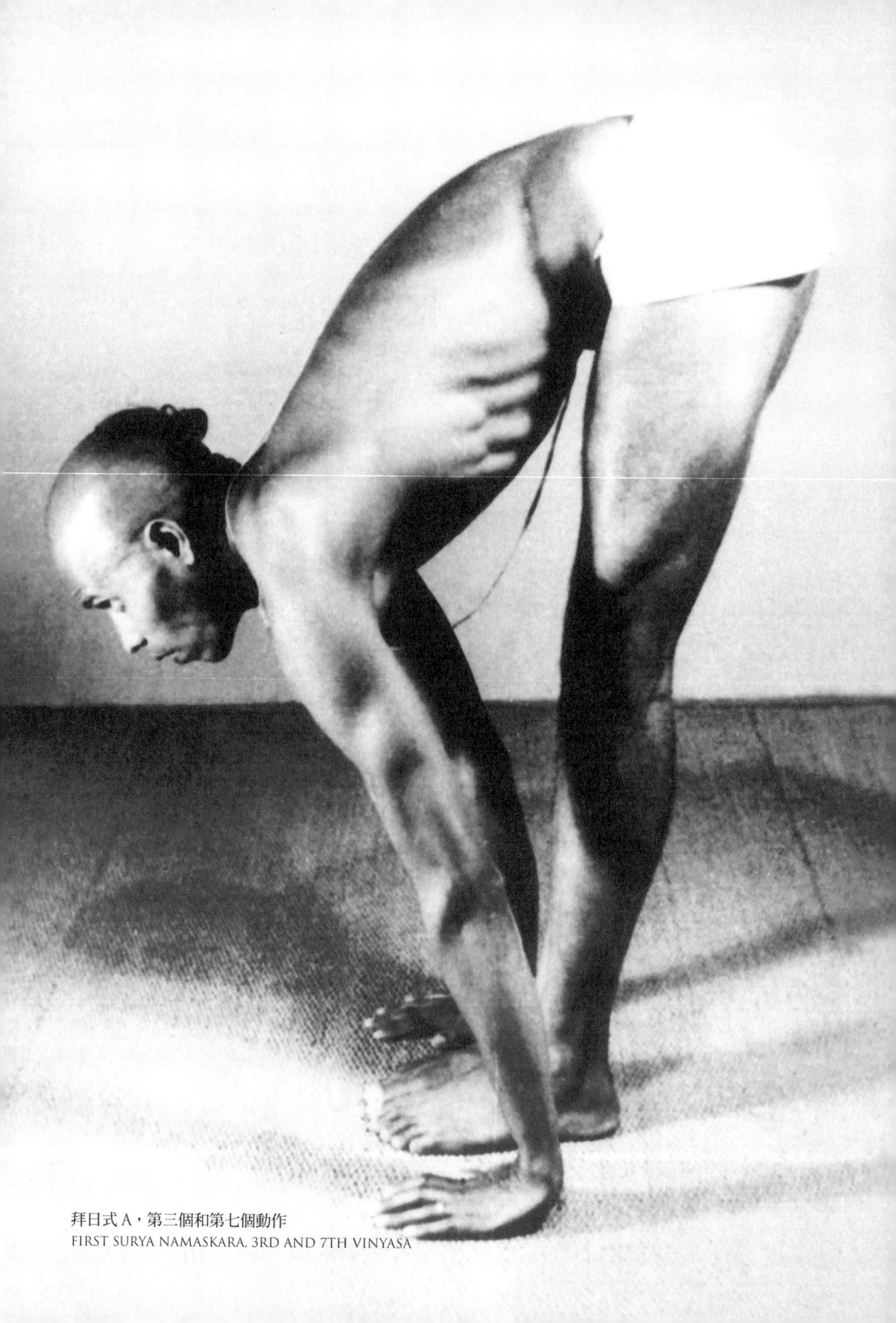

拜日式A，第三個和第七個動作
FIRST SURYA NAMASKARA, 3RD AND 7TH VINYASA

拜日式 A，第四個動作
FIRST SURYA NAMASKARA, 4TH VINYASA
拜日式 B，第八個和第十二個動作
SECOND SURYA NAMASKARA, 8TH AND 12TH VINYASA
即四肢支撐式 CHATURANGA DANDASANA

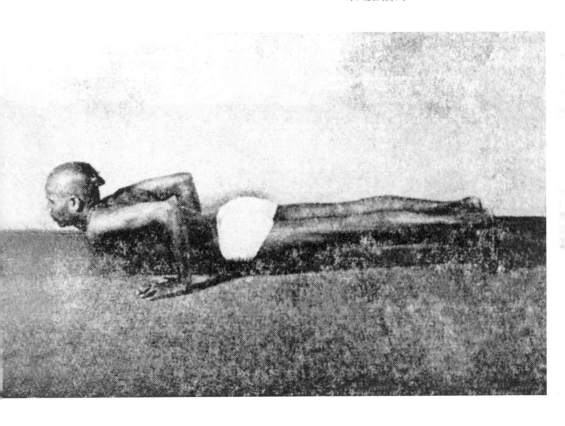

拜日式有兩種，第一種有九個串聯動作，第二種有十七個。要學好動作串聯、吐氣和吸氣、鎖印、冥想、和凝視法（trataka）等重點，我們一定要請教真正的導師。如果沒有導師的指導，我們就無法正確學習瑜伽。但是如果能夠遵循聖書中的正道，而且追隨的導師能夠引經據典的予以指導，同時把瑜伽帶入日常生活的練習中，那麼練習者就可以摧毀三種疾病[4]，過健康的生活。

大多數人普遍認為心理疾病無藥可醫，然而《吠陀經》卻說拜日式可以治療心病。我們可以思考這段梵咒的意義：「太陽啊，請移除我心念中不健康的陰影吧（Hridrogyam mama surya harimanam cha nashaya）。」我們從中可以發現，拜日式甚至可以摧毀因為過去積累的業（prarabdha karma）所造成的心理疾病。古代的聖者研讀梵咒、深入了解，並確實實踐在練習中，因此得以活得健康強壯、智慧過人，無需受病痛、死亡、貧困所苦。他們得到神性的知識，沈浸在恩典的喜悅中，永遠心滿意足。

因此，只要遵循經典中記載的方式練習拜日式，就連痲瘋病、癲癇、黃疸等重症都可以治癒。我們無需懷疑，再可怕的疾病都可以被瑜伽治好。很多例如痲瘋病的重症病患吃了好多年的藥，始終沒有康復；但是練習拜日式、體位法、呼吸法之後，短短五、六個月之內，身體的病痛就減輕不少。這是我個人教學的經驗談。總之，只要練習瑜伽和拜日式，就不會受各種疾病所苦。練習者應該持續穩定的練習，無需恐懼、懷疑。

很多人的工作必須在同一個位置久坐或久站，導致關節痠痛，最後連坐下或走路都很辛苦。他們遍尋良醫，接受各種藥物治療，卻徒勞無功，但是其實拜日式就可以治好這些症狀。瑜伽人說這些病痛都是因為經脈不順所引起。我們的身體是一切行為的根基，因此我們應該盡量保持身體潔淨，避免受到疾病之類的障礙干擾；而練習拜日式和體位法就是很有效的潔淨方式，它對現代社會的男女老幼都非常重要。倘若每個人都能了解它的益處，好好練習，讓這一套傳統在每個家庭中延續下去，那麼印度這塊聖土一定可以朝氣蓬勃，充滿新鮮的正面能量。如果政府能了解它的益處，把體位法和拜日式的練習變成全國教育機構的必修項目，男男女女的生命就會更加純淨，這對全世界都是偉大的貢獻，印度之母也會感到很驕傲。吠陀文化把瑜伽傳承給我們，我們永遠不能忘記把神聖的瑜伽火光傳遞下去，讓它的光芒普照大地。

4 三種疾病包括心理的（manasika）、身體的（desika），和靈性的（adhyatmika）。

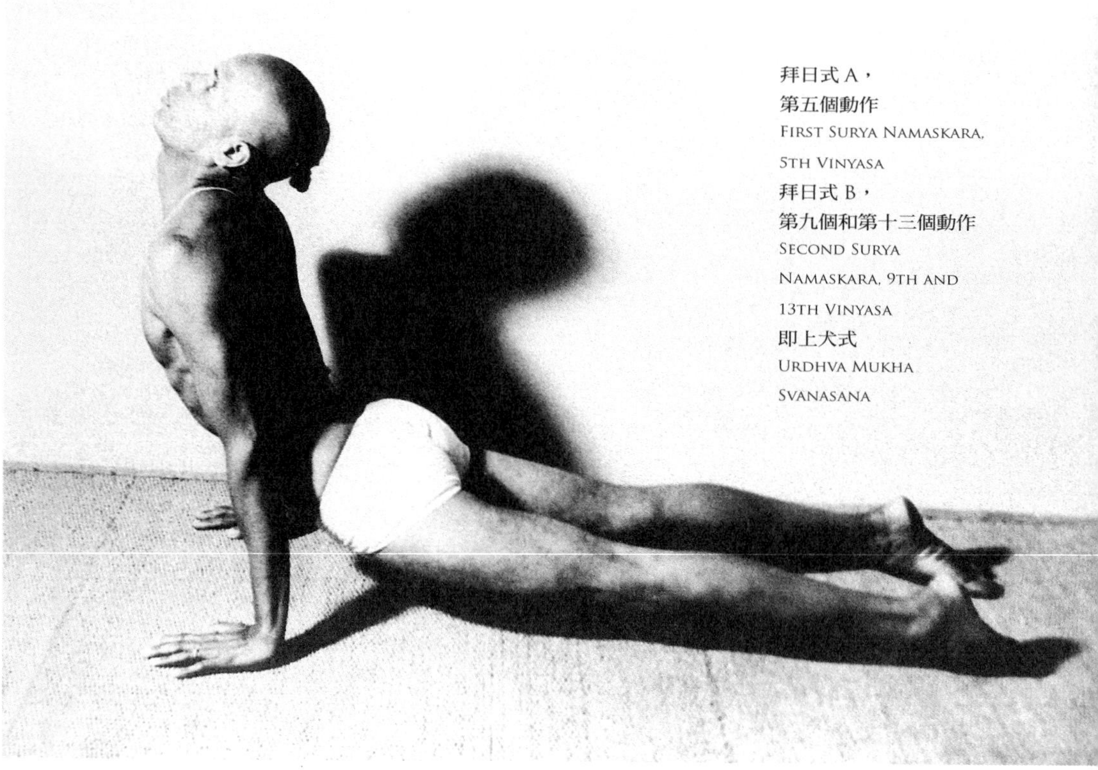

拜日式 A，
第五個動作
First Surya Namaskara,
5th Vinyasa
拜日式 B，
第九個和第十三個動作
Second Surya
Namaskara, 9th and
13th Vinyasa
即上犬式
Urdhva Mukha
Svanasana

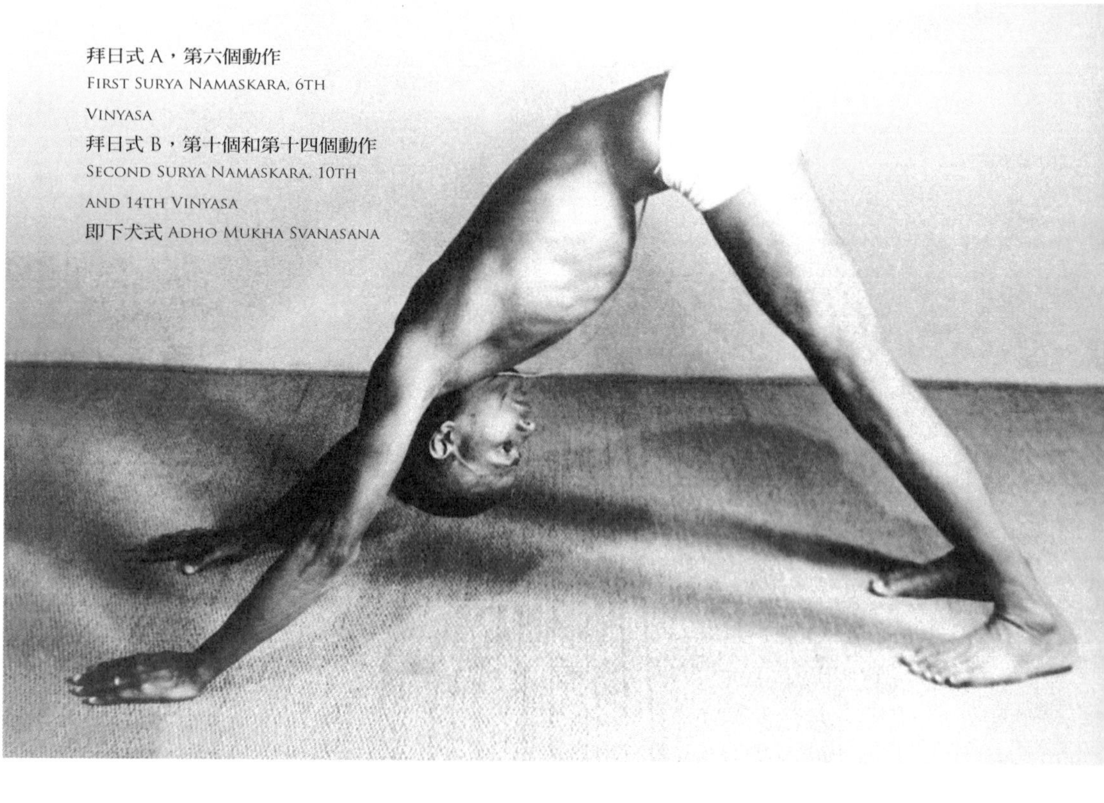

拜日式 A，第六個動作
First Surya Namaskara, 6th
Vinyasa
拜日式 B，第十個和第十四個動作
Second Surya Namaskara, 10th
and 14th Vinyasa
即下犬式 Adho Mukha Svanasana

拜日式A的練習方式

拜日式A由九個動作串聯而成。開始的時候，雙腿併在一起，腳跟和腳大拇趾相碰，微微低頭，挺胸站直，眼觀鼻尖，這叫做山式（Samasthiti），也就是站直。接著，慢慢的從鼻子吸氣，同時把手舉到頭上，雙手合十，微微抬頭看著指尖；這是第一個動作。然後，一邊慢慢吐氣，一邊前彎並把手放在腳掌兩邊的地上，膝蓋打直，鼻尖碰膝蓋；這是第二個動作（參見照片）。再來，吸氣的同時抬頭；這是第三的動作（後面的動作也請參考照片）。接著，一邊吐氣，一邊手壓穩地板，利用手的力量把腿拋向後方，身體呈一直線，靠手掌和腳趾著地支撐全身；這是第四個動作。接著，一邊吸氣，一邊用手臂打直的力量把胸口往前送，頭抬而身體後彎，大腿和膝蓋都不碰地，腳掌延伸，腳背壓向地板；這是第五個動作。做所有的動作時，身體都應該結實筆挺。接著，吐氣的同時，把腰往上提，頭往下掉，腳跟踩地板，腹部完全內收，停在這裡看著肚臍；這是第六個動作。之後的第七個動作和第三個一樣，也就是說從第六個動作進入第七個動作的時候，一邊吸氣，一邊跳到兩手之間，腿打直，腳掌併攏。第八個動作和第二個動作一樣，第九個動作和第一個動作一樣，最後回到山式。

這就是拜日式的練習方式，這套練習常常也可以配合梵唱進行。在拜日式中練習冥想很重要，因此我們必須專注看著凝視點。凝視點包括山式（Samasthiti）時看鼻尖（nasagra drishti），第一個動作看眉心（broomadhya drishti），第二個動作看鼻尖，第三個動作看眉心。換句話說，做奇數的動作時，目光看向眉心；做偶數的動作時，目光看向鼻尖。此外，做偶數的動作時要吐氣，做奇數的動作時則吸氣。所有串聯和體位法的呼吸原則都一樣。靈性追求者（sadhaka）必須持之以恆的耐心學習。

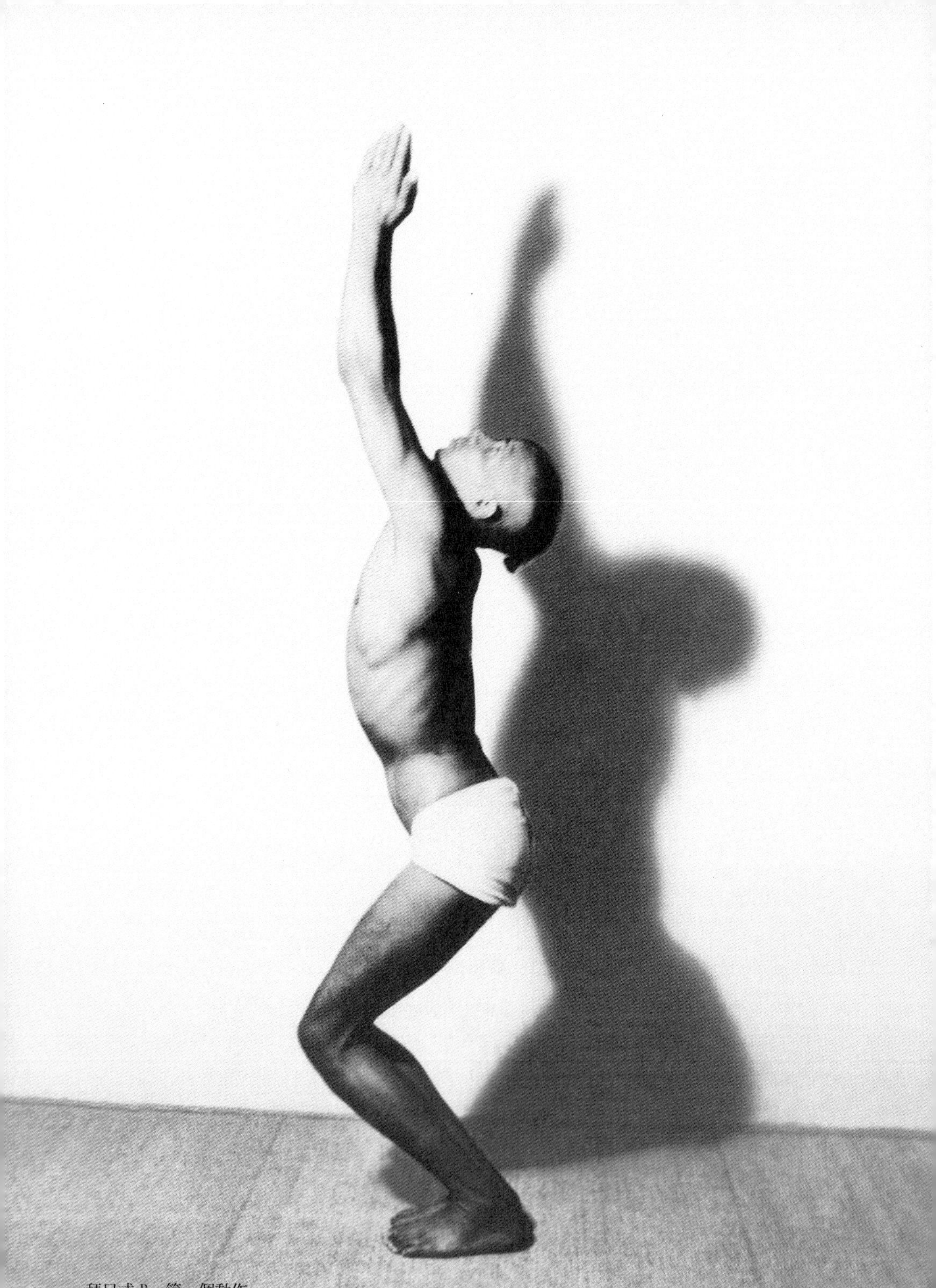

拜日式 B，第一個動作
SECOND SURYA NAMASKARA, 1ST VINYASA

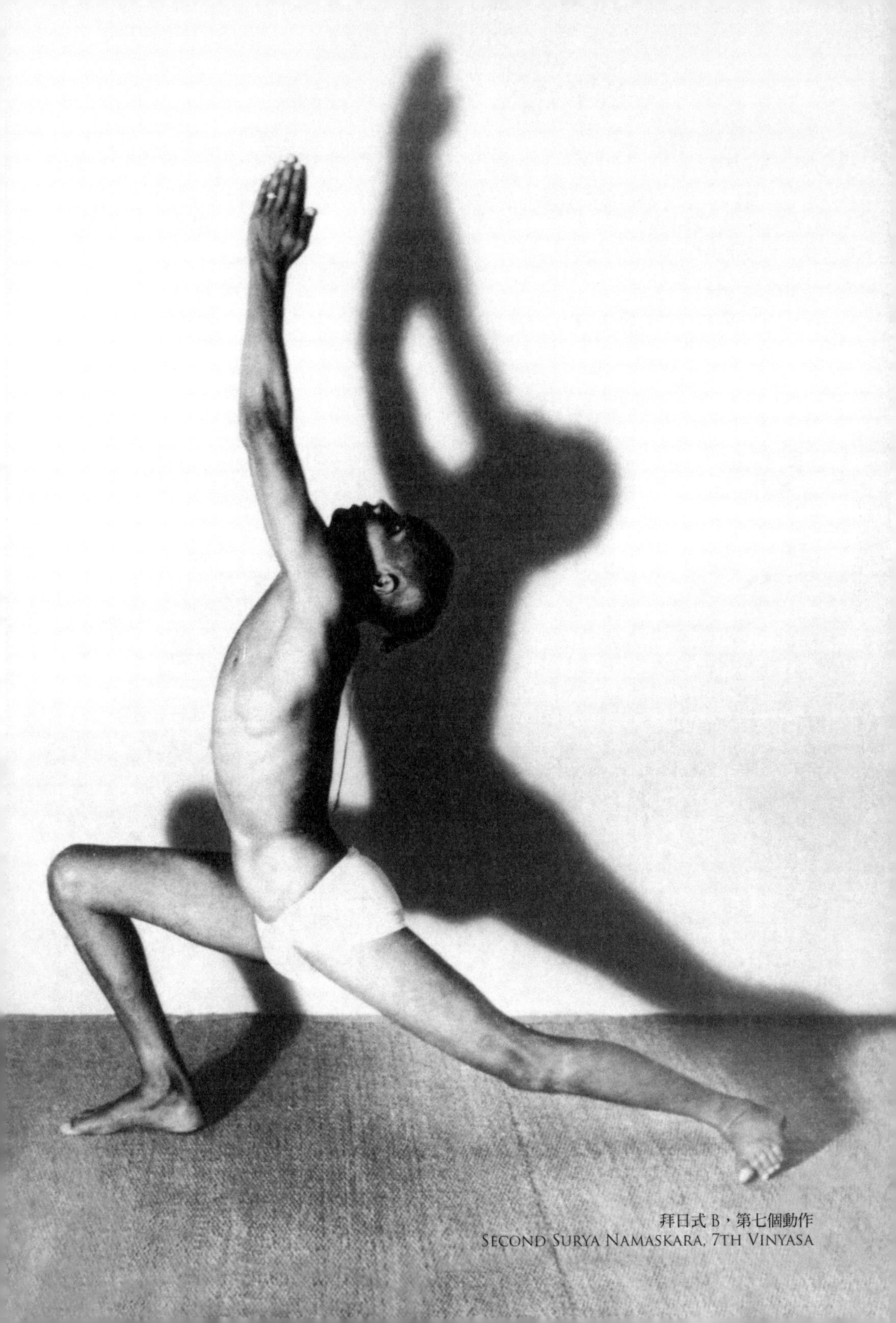

拜日式 B，第七個動作
Second Surya Namaskara, 7th Vinyasa

拜日式 B 的練習方式

拜日式 B 由十七個動作串聯而成，每個動作的吸氣、吐氣原則和拜日式 A 一樣。開始的時候，站直且腳併在一起，和拜日式 A 一樣。接著，吸氣的時候併腿屈膝，微微抬頭挺胸，把手臂高舉過頭，掌心相碰，看著手指尖；這是第一個動作（參見照片）。然後，一邊吐氣，一邊把腿打直（不要屈膝），前彎並把手放在腳掌兩邊的地上，鼻尖碰膝，和拜日式 A 一樣；這是第二個動作。接著，吸氣的時候把背打直，頭抬起來；這是第三個動作。再來，慢慢的吐氣，用手的力量把下半身往後拋到身體一直線的位置，微微抬頭，就和拜日式 A 一樣；這是第四個動作。接著，一邊吸氣，一邊用手臂的力量把胸口往前送，挺胸而身體後彎，腿部結實筆直，腳背壓向地板；這是第五個動作。接著，吐氣的同時，把腰往上提，腳跟踩地板，低頭且收緊腹部，看向肚臍；這是第六個動作。再來，一邊吸氣，一邊把右腳踩到推著地板的兩手之間，右膝蹲低，往後踩地的左腿打直，雙臂高舉過頭，掌心相碰，微微抬頭挺胸，看向指尖；這是第七個動作（參見照片）。第八個動作和第四個一樣，第九個動作和第五個動作一樣，第十個動作和第六個動作一樣。第十一個動作基本上和第七個動作一樣，但是第七個動作是右腿往前，第十一個則要換成左腿往前；這一點請注意。接著，第十二個動作和第四個一樣，第十三個動作和第五個一樣，第十四個動作和第六個一樣，第十五個動作和第三個一樣，第十六個動作和第二個一樣，第十七個動作和第一個一樣。最後回到山式。

拜日式B的串聯和呼吸方式基本上和拜日式A一樣，只是多了第一、第七、第十一，和第十七個不同的動作；除此以外，其他的動作和拜日式A相同。先前有提過，做偶數的動作時要吐氣，做奇數的動作時則吸氣。

練習者一定要了解拜日式的方法，而且最好要有老師在旁指導。練習者同時必須注意，拜日式和體位法練習時，並沒有閉氣或止息。若遵照傳統原則練習拜日式，就不能不留意先前提過的重點:凝視點、鎖印、冥想，以及呼吸。練習完拜日式之後，我們應坐在蓮花式（Padmasana），繼續虔心敬拜；還要繼續練習其他體位法的人，則必須按照規矩，先練習拜日式，再練習其他動作。若能持續這樣練習，就可以有所成就。

拜日式就介紹到這裡。

瑜伽體位法 YOGA ASANAS

拜日式之後的體位法應照著以下的順序練習

1. 手抓腳趾前彎式
PADANGUSHTASANA

手抓腳趾前彎式（Padangushtasana）由三個動作串聯而成，第二個動作才是真正的體位法（參見照片）[1]。

方 式

首先站在原地，一邊從鼻子深吸氣，一邊把兩腳掌跳開半呎（約十五公分）的距離，再慢慢吐氣，然後前彎的同時，兩隻手勾住腳大拇趾，抬頭挺胸，不要彎膝蓋，停在這個位置吸氣；這是第一個動作。接著，一邊吐氣，一邊收下腹部，頭靠近兩膝之間，腿打直，停在這個動作，盡量完整的呼吸多次 ；這是第二個動作（參見照片）。接著，一邊吸氣，一邊抬頭，手指繼續勾住腳大拇指；這是第三個動作。最後吐氣回到山式（Samasthiti）。停留在真正的體位法時，下腹部應該往內收緊，盡量慢慢的呼吸多次[2]。這就是練習手抓腳趾前彎式（Padangushtasana）的方式。

好 處

手抓腳趾前彎式（Padangushtasana）可以消除下腹部的脂肪，淨化肛門附近雞蛋形的神經叢（kanda）以及直腸。

---

1 進入和離開體位法都需要呼吸帶著動作串聯配合，但那些動作只是過程，真正的體位法才需要停留五個呼吸。

2 本書的體位法介紹都會提醒練習者盡量呼吸多次。然而，每個體位法一般停留五到八個呼吸就夠了。若練習者有特別的病痛，也可以在療癒性的體位法停留五十到八十個呼吸。

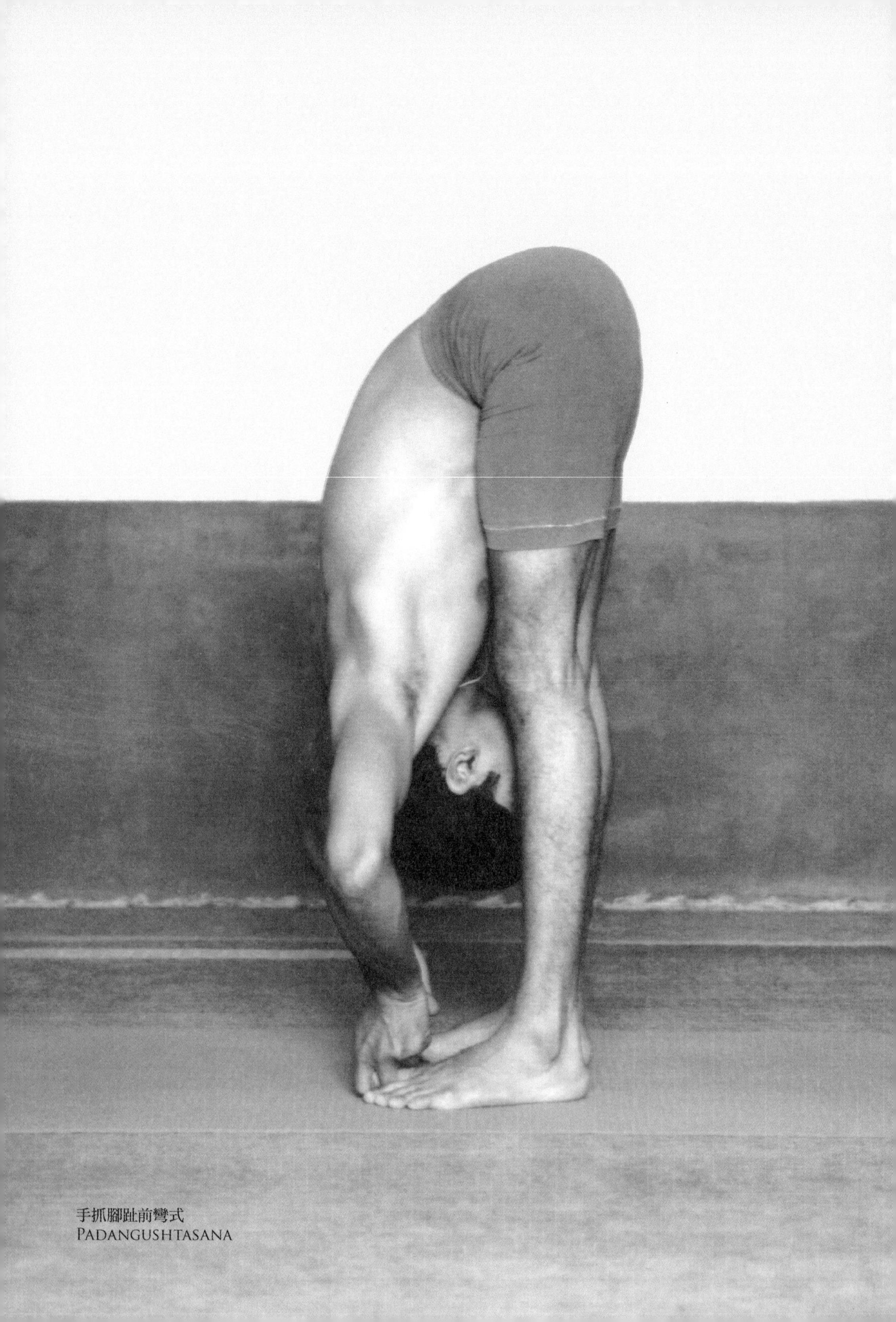

手抓腳趾前彎式
PADANGUSHTASANA

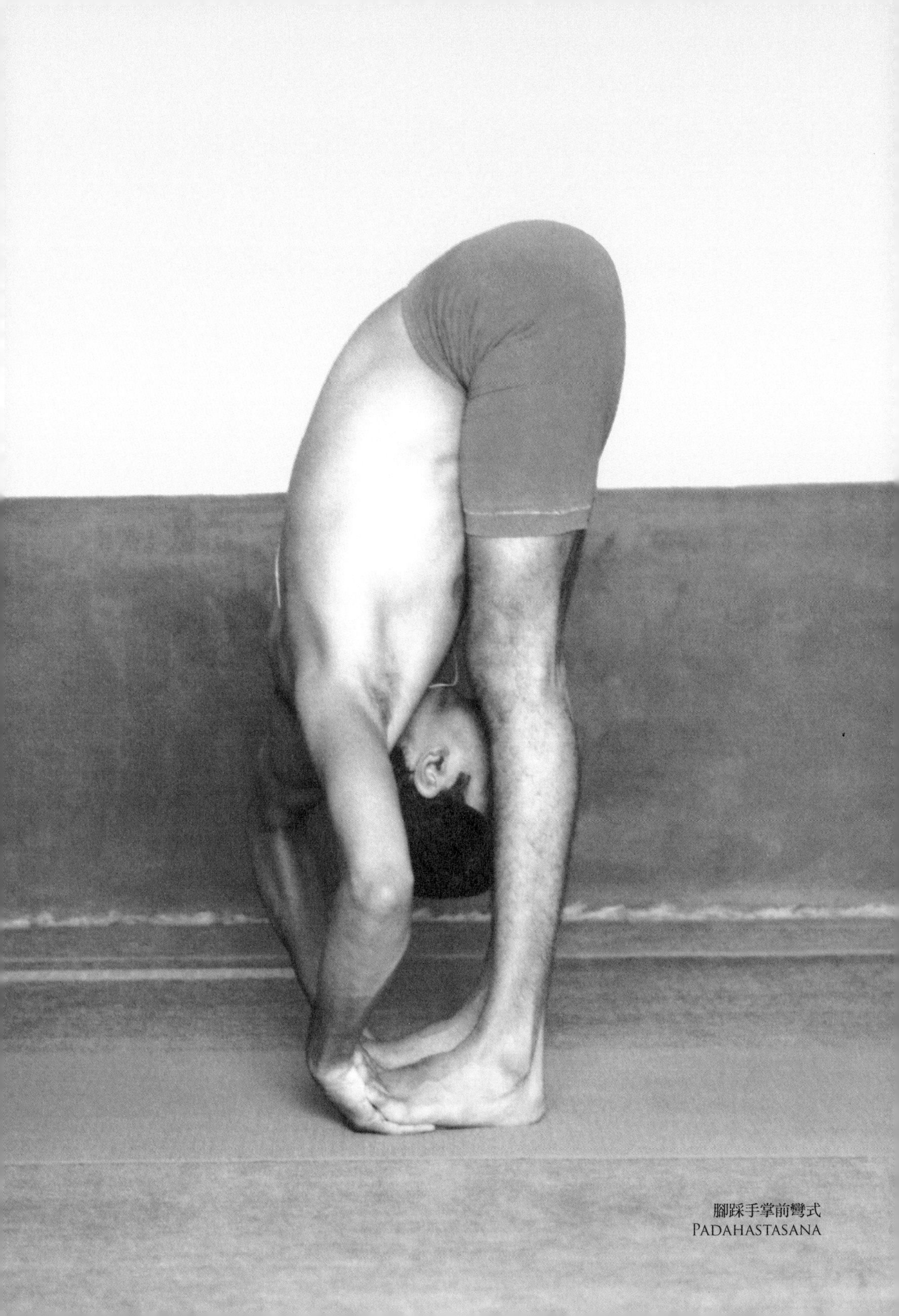

腳踩手掌前彎式
PADAHASTASANA

2. 腳踩手掌前彎式
PADAHASTASANA

腳踩手掌前彎式（Padahastasana）由三個動作串聯而成，第二個動作才是真正的體位法。

方式

一開始，兩腳打開半呎（約十五公分）的距離，就好像手抓腳趾前彎式（Padangushtasana）一樣吸一口氣，接著吐氣的同時，把兩隻手掌踩在腳掌下，再吸一口氣，抬頭停在這個位置；這是第一個動作。然後，一邊吐氣，一邊把頭靠近兩膝之間，膝蓋打直，停在這個動作，盡量完整的呼吸多次；這是第二個動作。接著，一邊吸氣，一邊抬頭；這是第三個動作。最後，像上一個體位法一樣的回到山式（Samasthiti）。停留在真正的體位法時，下腹部應該往內收緊，盡量慢慢的呼吸多次。

好處

腳踩手掌前彎式（Padahastasana）可以潔淨肛管、腎臟，以及下腹部。

3. 三角式
UTTHITA TRIKONASANA

三角式（Utthita Trikonasana）由五個動作串聯而成，其中第二和第四個動作是真正體位法。呼吸的方式和之前的動作相同，而且和拜日式一樣的地方是，偶數的動作要吐氣，奇數的動作則吸氣。練習者必須注意吸氣和吐氣時的正確動作，勤加練習。

方式

開始的時候，一邊吸氣，一邊面向右邊，同時把腳跳開三呎（約

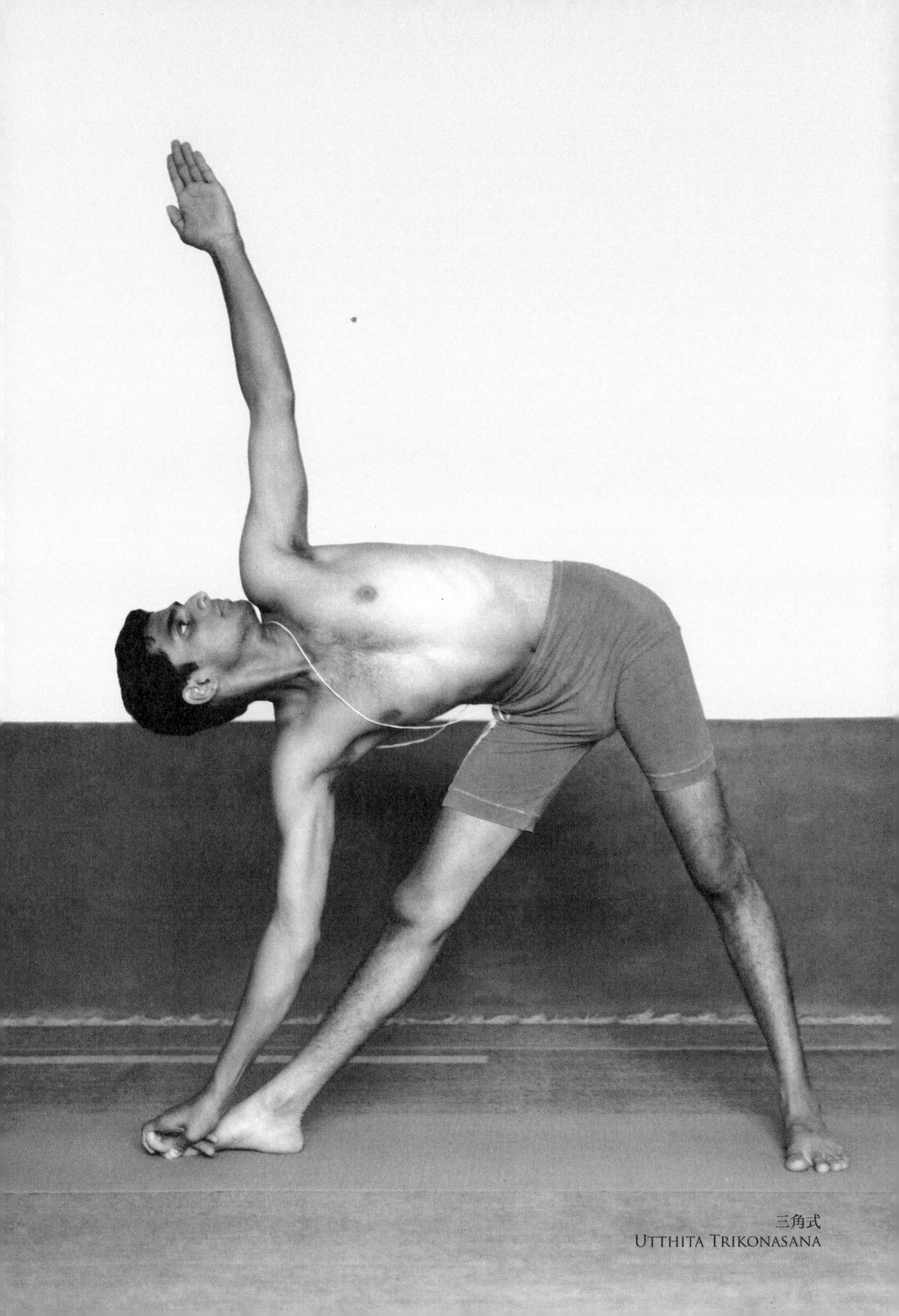

三角式
Utthita Trikonasana

九十公分），手臂往身體兩側張開來，手保持與胸同高；這是第一個動作。接著，吐氣時右腳往右轉，右手往下抓住右腳大拇趾，左手往上舉高，眼睛注視左手指尖，盡量慢慢的呼吸多次；這是第二個動作。這個動作中，兩個膝蓋都要打直（參見照片）。再來，一邊吸氣，一邊回到第一個動作的位置，停在這裡；這是第三個動作。然後，吐氣時左腳往左轉，左手往下抓住左腳大拇趾，眼睛注視舉高的右手指尖，盡量慢慢的呼吸多次；這是第四個動作。再來，一邊吸氣，一邊回到第一個動作的位置；這是第五個動作。最後回到山式（Samasthiti）。

好處

三角式（Utthita Trikonasana）可以消除腰間不好的贅肉，讓身形優美。它同時可以擴張狹窄的呼吸通道，強化脊骨。

4. 側角式
UTTHITA PARSHVAKONASANA

側角式（Utthita Parshvakonasana）由五個動作串聯而成，其中第二和第四個動作是真正體位法（參見照片）。呼吸的方式和先前介紹的動作相同。

方式

這個體位法開始的時候，一邊吸氣，一邊面向右邊，同時把腳跳開五呎（約一百五十公分），手臂往身體兩側伸直開來，手保持與飽滿的胸部同高，上半身就好像三角式（Utthita Trikonasana）。接著，吐氣時右腳往右轉，右膝蹲低，右手放在右腳外側，左臂在耳邊伸直延展，眼睛注視左手指尖，盡量慢慢的呼吸多次；這是第二個動作。再來，一邊吸氣，一邊回到第一個動作的位置；這是第三個動作。然後，吐氣時換左邊，

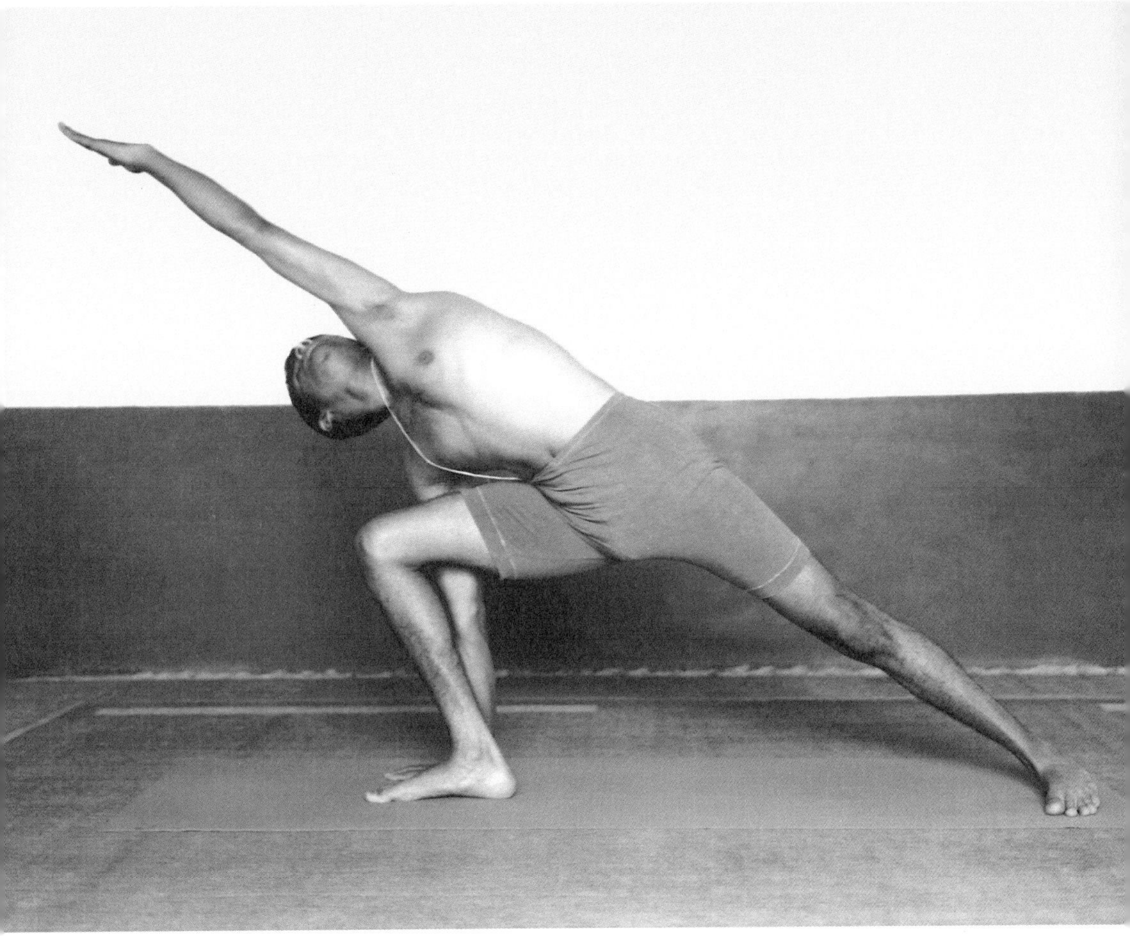

側角式
UTTHITA PARSHVAKONASANA

動作的重點和右邊一樣；這是第四個動作。再來，一邊吸氣，一邊回到第一個動作的位置；這是第五個動作。最後回到山式（Samasthiti）。

做第二和第四個真正的體位法時，身體必須緊實有力，盡量慢慢的呼吸多次。其實無論任何體位法，練習者都不能忘記要盡量慢慢的呼吸多次。

好處

側角式（Utthita Parshvakonasana）可以淨化胸腔和下腹部，消除腰間不好的贅肉，同時加強四肢的柔軟度，有助於後面的體位法練習。

5. 開腿前彎式 A
PRASARITA PADOTTANASANA A

這個體位法又分四種，每種各由五個動作串聯而成，其中第三個動作是真正的體位法。練習者要注意，第二個動作要吐氣和吸氣各一次。

方式

一邊吸氣，一邊把腳跳開五呎（約一百五十公分），面向右側，就好像側角式（Utthita Parshvakonasana）的第一個動作一樣，不同的地方是手要叉腰；這是第一個動作。接著，一邊吐氣，一邊前彎，手放在地上，手指尖和腳大拇趾切齊，然後抬著頭，同時慢慢吸氣；這是第二個動作。再來，吐氣的同時，把頭放在兩手間的地板上，雙腿打直有力，腰部上提，停在這裡盡量慢慢的深吸深吐多次；這是第三個動作，停留的時候腹部收緊，啟動臍鎖，稍微放鬆根鎖（參見照片）。再來，一邊吸氣，一邊抬頭，雙手把身體推高，停在這裡再把氣吐乾淨；這是第四個動作。接著吸氣，手叉腰站起來，回到第一個動作的位置；這是第五個動作。最後回到山式（Samasthiti）。

開腿前彎式 B
PRASARITA PADOTTANASANA B

這是第二個開腿前彎式。呼吸的要領跟之前的動作一樣。

方式

一邊吸氣，一邊把腳跳開，跟開腿前彎式 A（Prasarita Padottanasana A）一樣，不過兩手臂往身體兩側伸直開來，與胸同高，如同三角式（Utthita Trikonasana）；這是第一個動作。然後吐氣時，手叉腰；這是第二個動作。接著吸一口氣，吐氣時前彎，把頭頂放在地板上，利用腿和腰的力量停留在動作裡，盡量慢慢的深吸深吐多次，這是第三個動作。再來，手不要放在地板上，吸氣時抬頭，只用腿和腰部的力量站起來；這是第四個動作。最後，一個吐氣和吸氣結束後，兩手臂往身體兩側伸直開來，與胸同高，和第一個動作一樣；這是第五個動作。（練習者要注意，這四個開腿前彎式中，進入動作和離開動作的呼吸基本上一樣。）

開腿前彎式 C
PRASARITA PADOTTANASANA C

方式

手叉腰站好，同時吸氣，跟開腿前彎式 A（Prasarita Padottanasana A）一樣；這是第一個動作。接著，吐氣時，兩手在背後十指交扣，挺胸站好；這是第二個動作。再來，吸一口氣之後吐氣，同時前彎，把頭頂放在地板上，手臂和雙腿都有力的打直，盡量慢慢的深吸深吐多次，這是第三個動作。然後，手不要鬆開，吸氣時抬頭，只用腰部的力量站起來；這是第四個動作。接著，一個吐氣和吸氣結束後，兩手解開，放回腰上叉好；這是第五個動作。最後回到山式（Samasthiti）。

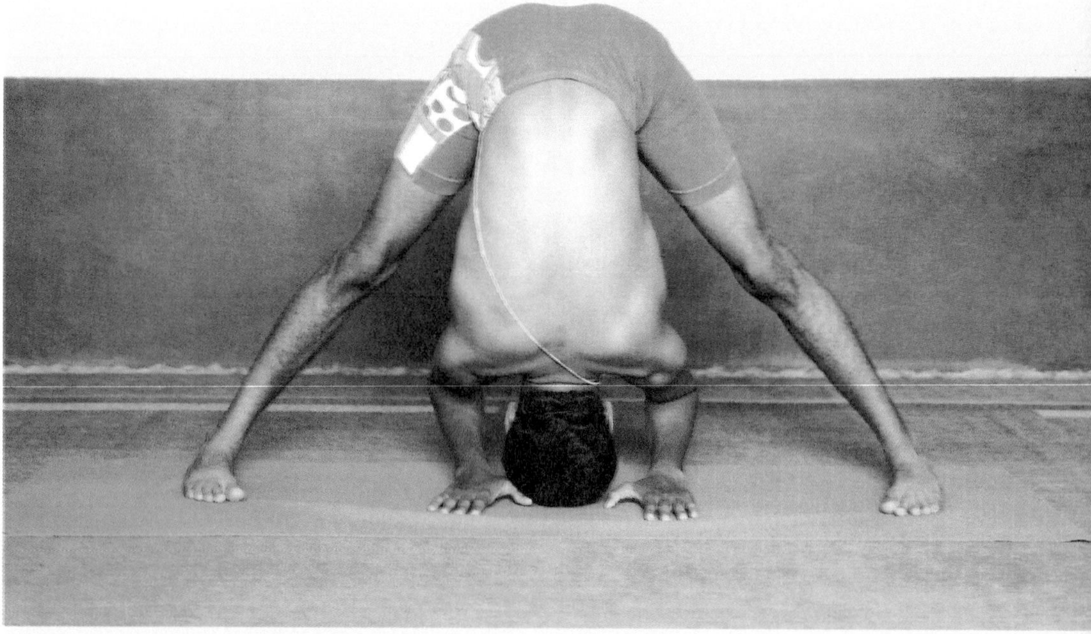

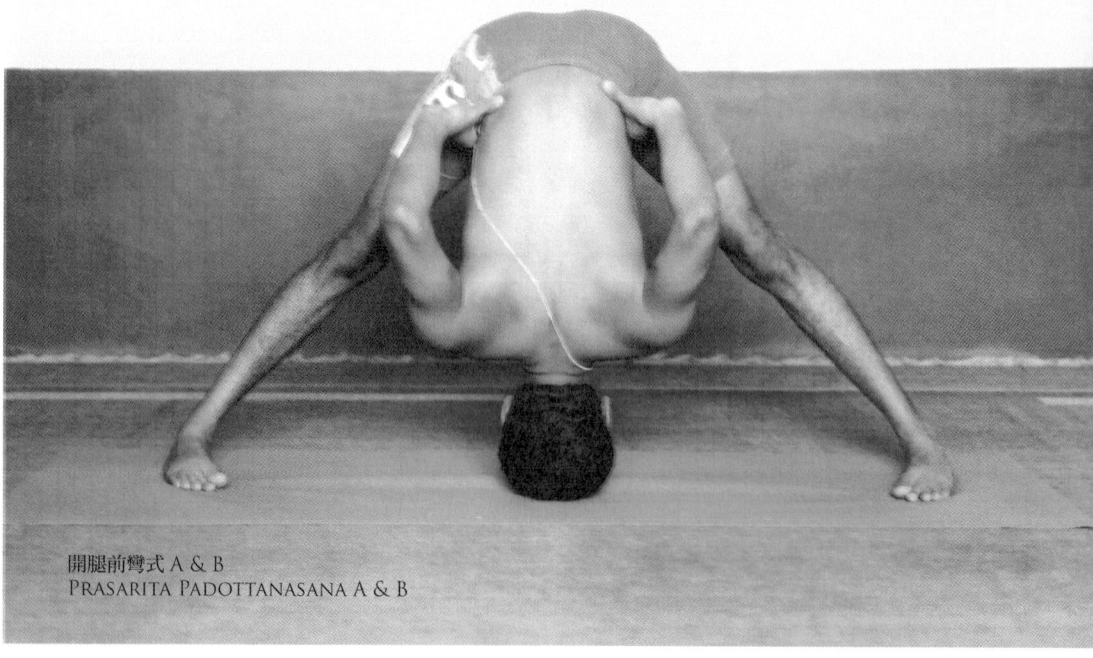

開腿前彎式 A & B
Prasarita Padottanasana A & B

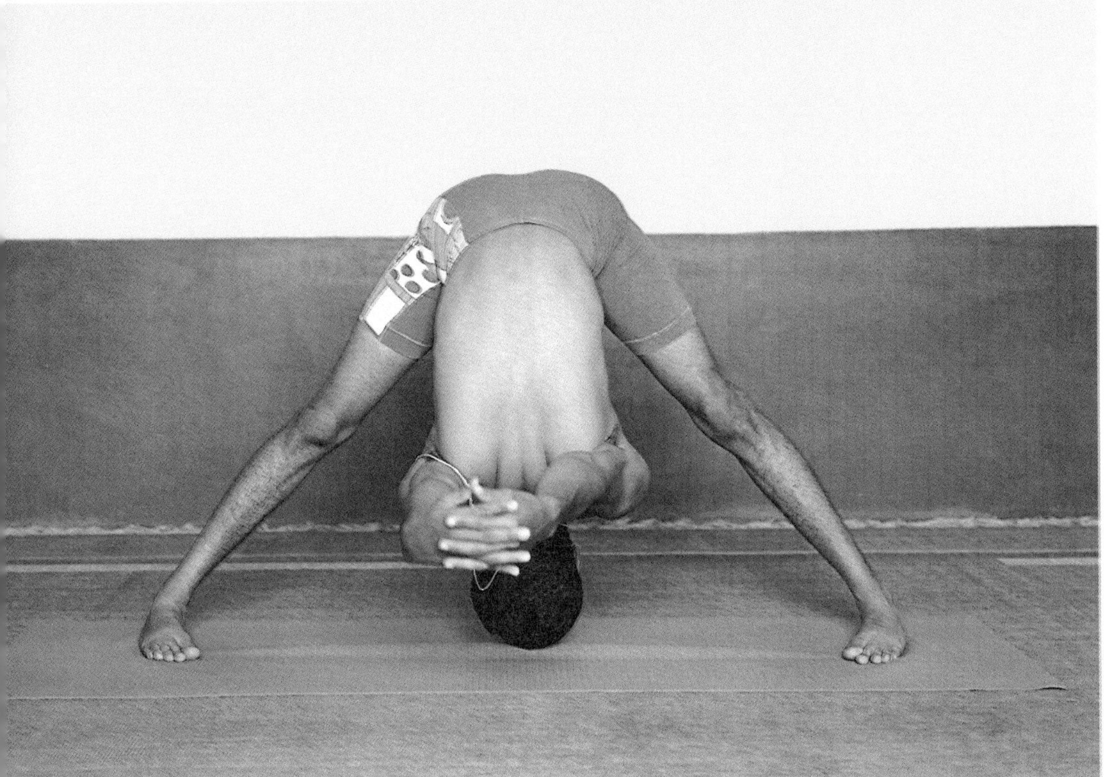

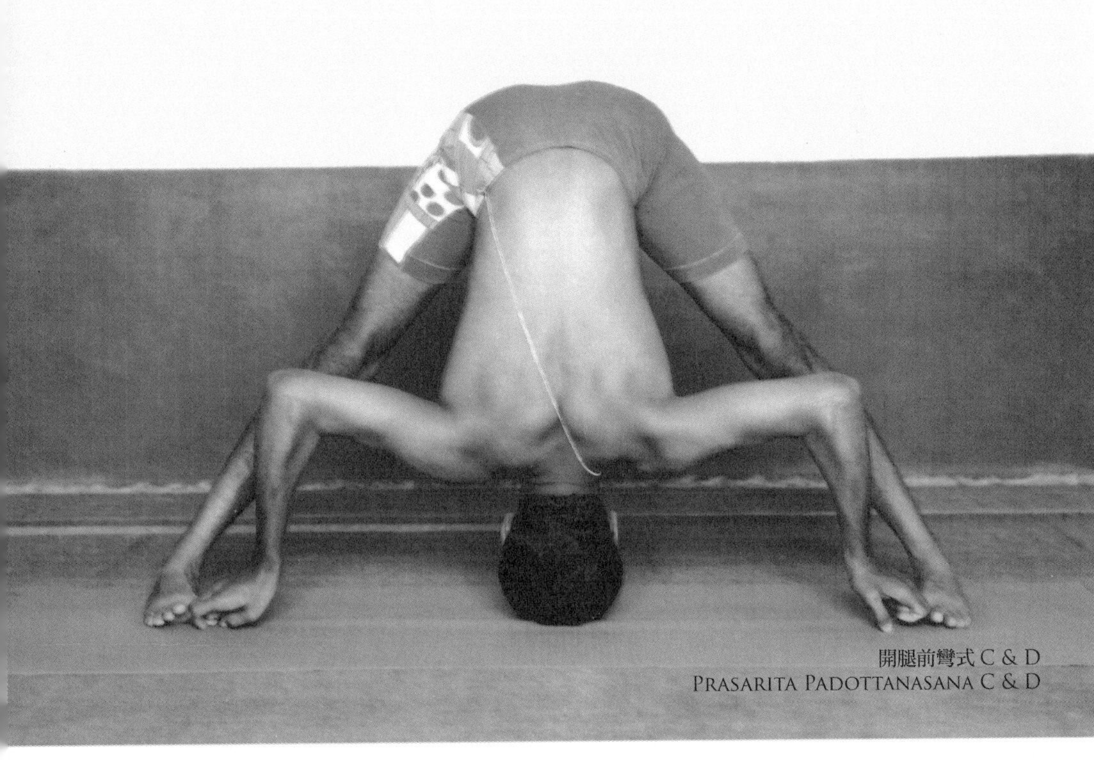

開腿前彎式 C & D
PRASARITA PADOTTANASANA C & D

開腿前彎式 D
PRASARITA PADOTTANASANA D

方式

雙腳打開，與開腿前彎式 A（Prasarita Padottanasana A）一樣，吸氣時手叉腰站好；這是第一個動作。接著，吐氣時前彎，兩手勾住兩腳大拇趾，微微抬頭，手臂和背部都打直；這是第二個動作。再來，一個吸氣後吐氣，把頭頂放在兩腳之間的地板上，雙腿打直，下腹部內收，盡量完整的深吸深吐多次；這是第三個動作。然後，一邊吸氣，一邊抬頭挺胸，停在這裡等到下一個吐氣結束；這是第四個動作。再來吸氣，手解開叉腰，回到第一個動作的位置；這是第五個動作。最後回到山式（Samasthiti）。

好處

練習這四個開腿前彎式（Prasarita Padottanasana）時，要特別注意腹部和肛門，最好跟著老師學習。這個動作如果做得好，可以淨化肛管，消除腰間不好的贅肉，腰部會變得纖細而強壯，身體會輕盈而優美。這個動作還可以治療便秘，淨化脊柱上部和腰部。

6. 側身延展前彎式
PARSHVOTTANASANA

側身延展前彎式（Parshvottanasana）由五個動作串聯而成，其中第二和第四個動作是真正的體位法，呼吸的要領和三角式（Trikonasana）一樣。

方式

面向右邊，同時把兩腳跳開三呎（約九十公分），就好像三角

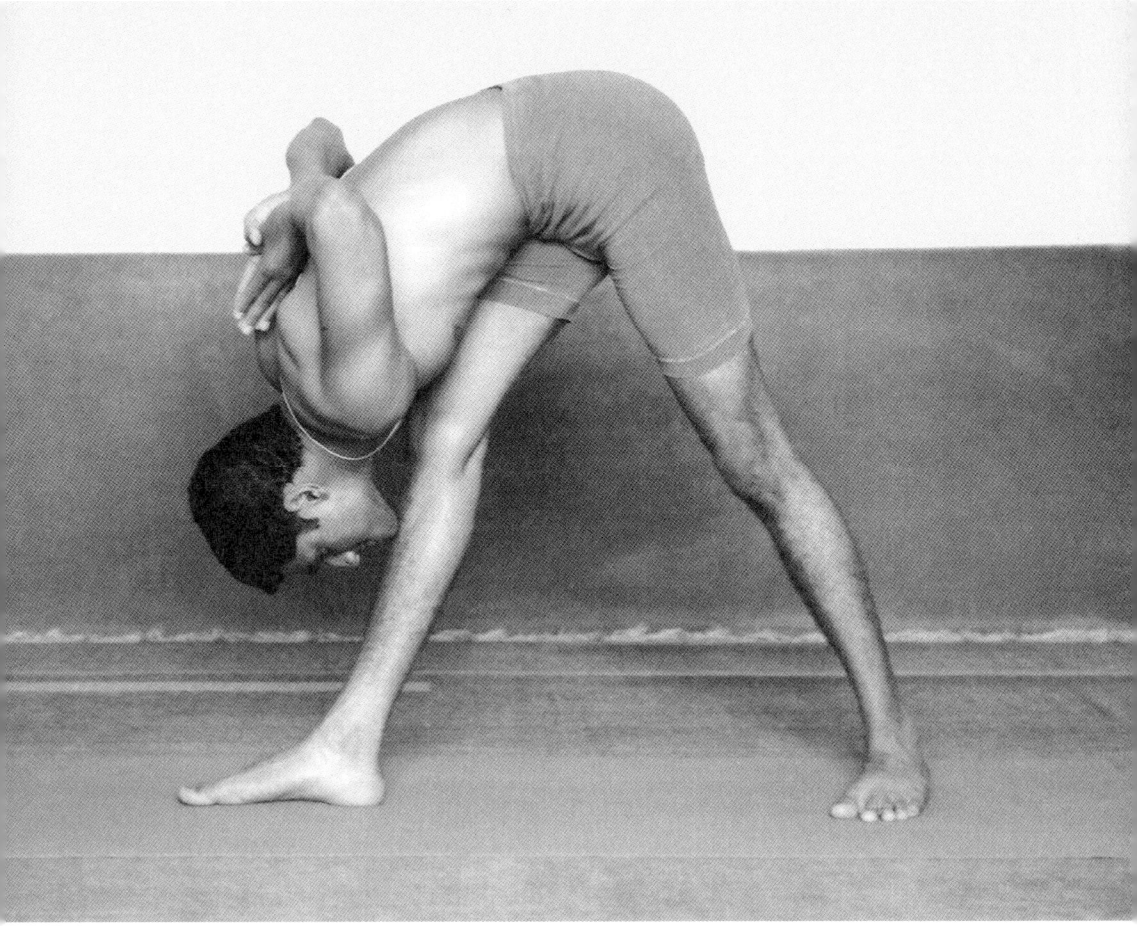

側身延展前彎式
PARSHVOTTANASANA

式（Trikonasana）一樣，雙手在背後呈祈禱手勢合十，吸氣的同時轉右腳，上半身同時轉向右側，胸口挺直；這是第一個動作。接著，慢慢的吐氣，一邊前彎，鼻子碰在右膝上，膝蓋打直，停在這裡盡量慢慢呼吸多次；這是第二個動作（參見照片）。再來，一邊吸氣，一邊抬頭起身，身體轉向左邊，就如同換邊做第一個動作一樣；這是第三個動作。然後，一邊吐氣，

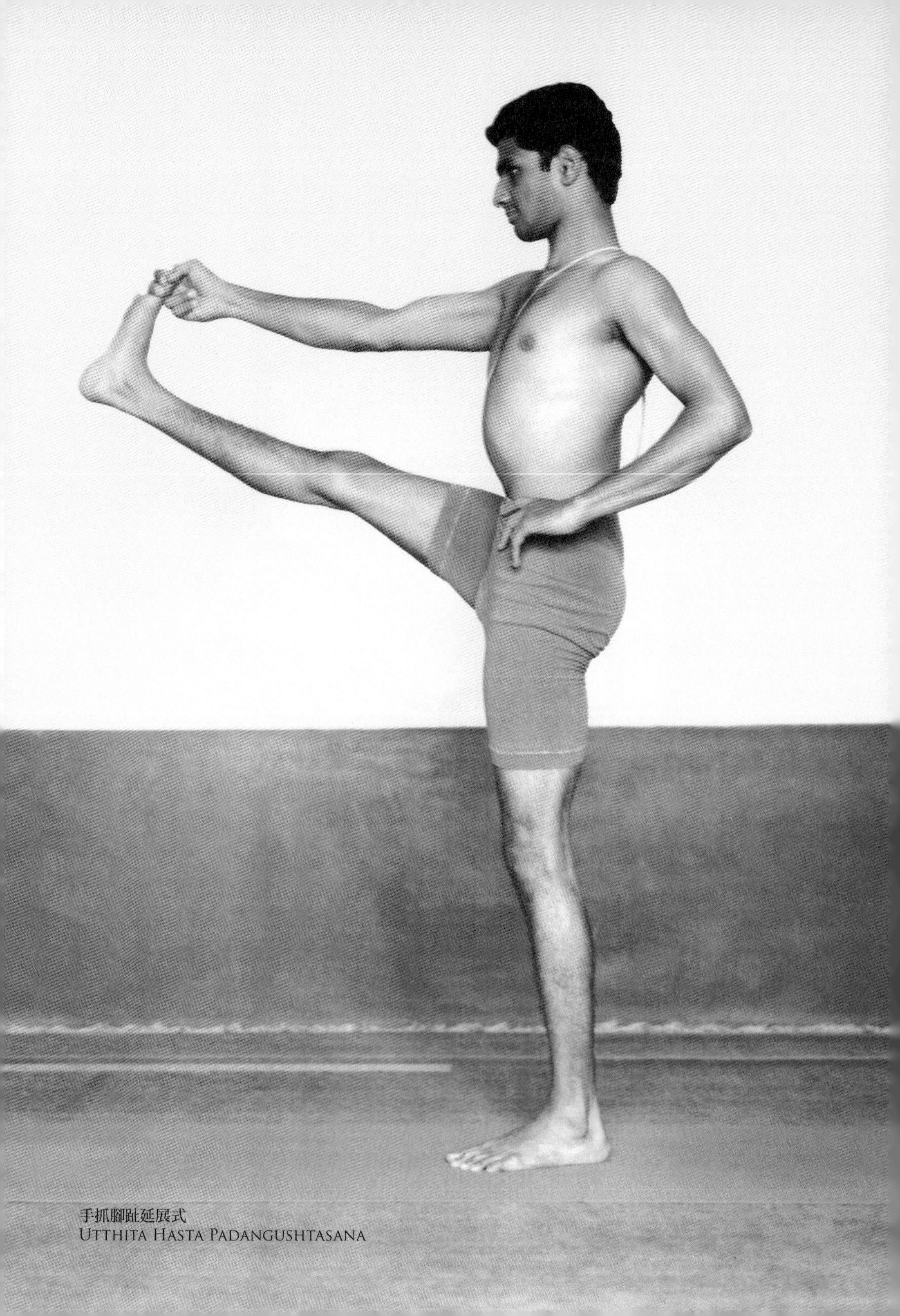

手抓腳趾延展式
UTTHITA HASTA PADANGUSHTASANA

一邊把鼻子碰在左膝上，停在這裡盡量慢慢呼吸多次；這是第四個動作。接著，吸氣時，運用腰部的力量抬頭起身站好，這是第五個動作。最後回到山式（Samasthiti）。

好處

側身延展前彎式（Parshvottanasana）和開腿前彎式（Prasarita Padottanasana）一樣，可以消除腰間的贅肉，讓下腹部纖細、腰部有力、身體輕盈。

簡而言之，以上的體位法都可以放鬆四肢，增加身體的活動度，有助於之後的體位法練習，男女老幼都可以做。如果練習者有風濕或是關節疼痛的症狀，就更需要做拜日式 A、B 以及前六個體位法。如果可以在停留時好好呼吸，這些動作就可以消除關節疼痛，讓身體輕盈、健康。然而，虛弱或有病痛的練習者要特別注意每個動作跟呼吸之間的串聯，務必要照著上述的方式練習。儘管已經詳述以上的體位法練習方式，練習者最好還是先找到老師再練習。

7. 手抓腳趾延展式
UTTHITA HASTA PADANGUSHTASANA

這個體位法共由十四個動作串聯而成。其中第二、第四、第七、第九、第十一，和第十四個動作是真正的體位法。

方式

一開始，腿打直併攏，手在身體兩邊。接著，吸氣時，左手叉腰，右手往前伸直，提起右腿，用右手勾住右腳大拇指，膝蓋打直，挺胸提腰（參見照片）；這是第一個動作。一邊吐氣，一邊上半身前傾，鼻子碰提高的膝蓋，在這裡盡量慢慢呼吸多

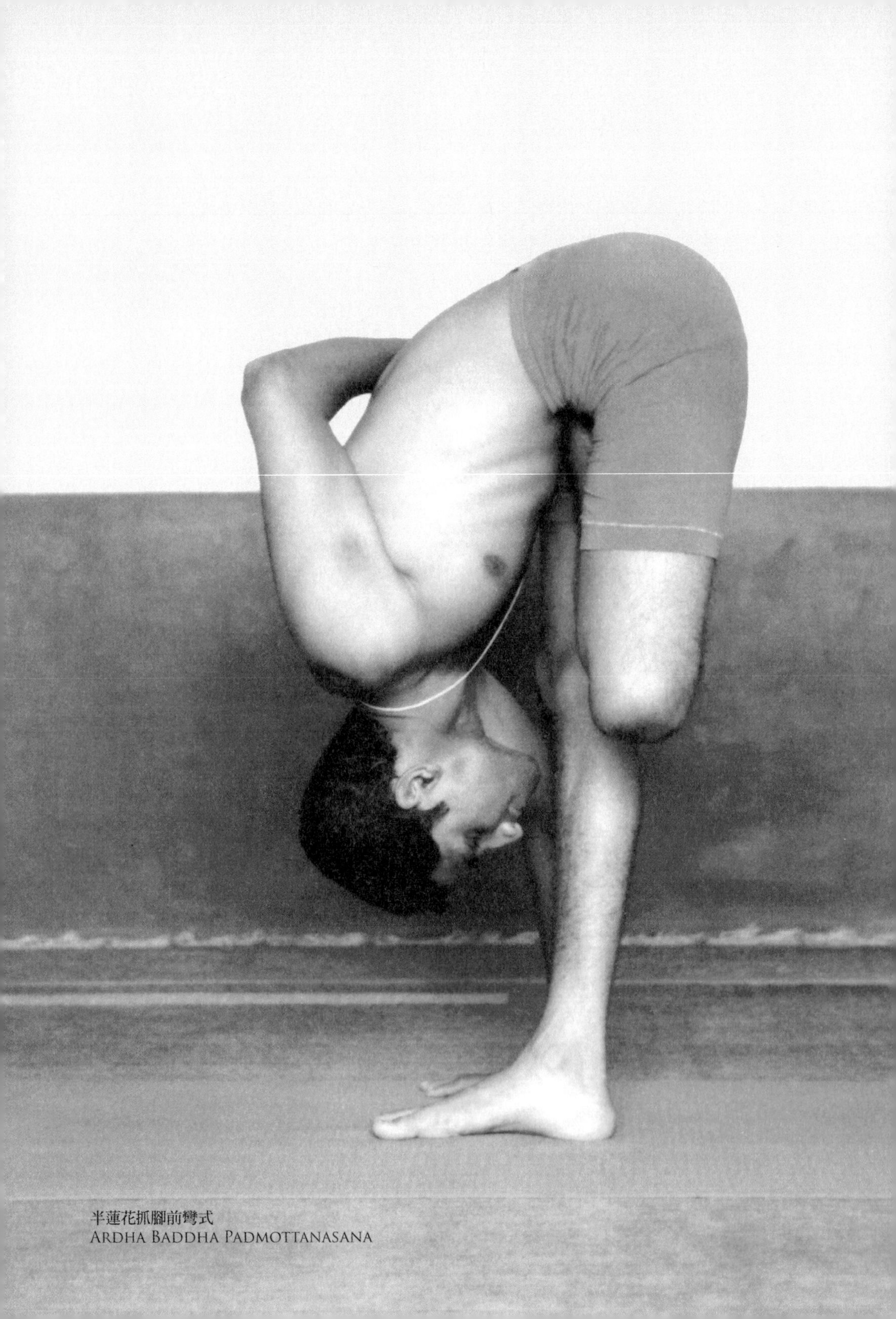

半蓮花抓腳前彎式
Ardha Baddha Padmottanasana

次；這是第二個動作。再來，慢慢吸氣，同時抬頭挺胸，回到和第一個動作一樣的位置；這是第三個動作。然後吐氣，同時把右腳往右邊打開來，手臂、腿、腰、胸都要打直，眼睛看左邊，盡量慢慢深呼吸多次；這是第四個動作。接著，吸氣時把腿拉回正面，回到和第一個動作一樣的位置；這是第五個動作。然後吐氣，繼續把腿抬高，身體前傾，鼻子碰膝；這是第六個動作。再來，吸氣時抬頭，把胸和腰挺直，身體站高，兩手都叉腰，右腿繼續提高打直，盡量慢慢深呼吸多次；這是第七個動作。吐氣時把右腿放下來，之後左邊也重複一樣的流程。

好處

手抓腳趾延展式（Utthita Hasta Padangushtasana）可以增加髖關節的柔短度，消除男性睪丸、生殖器的問題，潔淨並強化脊椎、腰部、髖，以及下腹部，同時還能治療便秘。

8. 半蓮花抓腳前彎式
ARDHA BADDHA PADMOTTANASANA

這個體位法由九個動作串聯而成，其中第一、第二、第六、第七個動作是真正的體位法（第二個動作參見照片）。練習者最好在老師的指導下練習。

方式

首先站好。接著吸氣，以盤腿的方式把右腳放在左大腿上，腳跟抵著下腹部，右手繞到背後抓住右腳大拇趾，左手叉腰；這是第一個動作。然後慢慢吐氣，上半身前彎，左手放在左腳旁邊地上，左腿打直，鼻子碰膝蓋，盡量慢慢呼吸多次；這是第二個動作。再來，一邊吸氣，一邊抬頭；這是第三個動作。接著，一個吐氣之後吸氣，同時把身體站直上來，左手叉腰；這是第四個動作。然後吐氣，放開盤腿的右腳，右腿打直；這是第五個動作。接著，以盤腿的方式把左腳放在右大腿上，腳跟抵著下腹部，左手繞到背後抓住左腳大拇趾，就跟右邊的做法一樣，右手叉腰；這是第六個動作。再來類似第二個動作，上半身前彎，右手放在右腳邊的地上，右腿打直，鼻子碰膝蓋，盡量慢慢呼吸多次；這是第七個動作。再來，一邊吸氣，一邊抬頭；這是第八個動作。接著，一個吐氣之後吸氣，右手叉腰，身體站直上來；這是第九個動作。（練習者請注意，這類要換邊做的體位法，左邊和右邊的動作串聯都是一樣的。）

好處

這個動作可以淨化直腸、食道和肝臟，還可以避免胃脹氣、腹瀉，紓解飲食不正常所致的脹氣。如果已經有脹氣，這個動作也有助排解。每個人都可以練習半蓮花抓腳前彎式（Ardha Baddha Padmottanasana），包括各種年齡層的女性，懷孕四個月以上的婦女除外。

做以上的體位法時，每個練習者呼吸的穩定度都不一樣。如果只專注在呼吸上，體位法的練習多少會失當；同樣的道理，如果只專注在體位法上，呼吸就會受到影響。因此我要再次強調，體位法最好在有經驗的老師指導下練習。

9. 坐椅式
UTKATASANA

坐椅式（Utkatasana）由十三個動作串聯而成，其中第七個動作才是真正的體位法。要練習這個體位法的動作串聯，必須先熟悉拜日式 A（First Surya Namaskara）。

方式

首先，把拜日式A（First Surya Namaskara）的前六個動作做一遍。第六個動作結束後，吸氣時跳到拜日式B（Second Surya Namaskara）的第一個動作，停在這裡盡量呼吸多次；這是第七個動作（前六個動作與呼吸必須配合，方式如同拜日式A）。接著，吐氣後吸氣，同時把手貼在兩腳邊的地上，全身的重心都放在手上，把下半身提離地板；這是第八個動作。再來，一邊吐氣，一邊利用手臂的力量把身體往後拋，停在如同拜日式A（First Surya Namaskara）的第四個動作；這是第九個動作。然後，吸氣時做拜日式A（First Surya Namaskara）的第五個動作；這是第十個動作。接著，吐氣時做拜日式A（First Surya Namaskara）的第六個動作；這是第十一個動作。再來，吸氣時跳到拜日式（Surya Namaskara）的第三個動作；這是第十二個動作。然後吐氣，做拜日式（Surya Namaskara）的第二個動作；這是第十三個動作。最後回到山式（Samasthiti）。

好處

坐椅式（Utkatasana）可以增加腰的力量，讓練習者的腰部纖細、身體輕盈，也可以預防脊椎痠痛。

前九個體位法的串聯方式已經介紹過了。之後的每個體位法進入之前，都要先重複拜日式A（First Surya Namaskara）的前六個動作，然後從第七個動作開始，每個動作的進入方式以及呼吸會有些不同。我會盡量完整的說明。

我要再次強調，體位法的練習絕對不能不依照正確的呼吸與動作串聯。如果不照規矩來，身體的器官並不會獲得滋養，脂肪也無法消除，甚至可能會生病；此外，有些器官或許會變強壯，但是有些則會衰弱，原本該強化的器官可能因為不正確的練習而變虛了；如果呼吸不穩定，心臟就會失去平衡，越練越疲乏。

若發生這樣的狀況，經脈就會不通順；經脈不通順，全身都會受到影響。因此，體位法和呼吸一定得依照正確的方式串聯，最好要請教精通經典與練習的老師。我有責任提醒讀者，不要只照著書本中的文字敘述、照片練習，也不要拜錯了師門。

我不會深入介紹之後體位法進入、離開的串聯方式，但是我會描述每個體位法本身的做法以及益處。除非有特別不同的地方，我才會詳加敘述。

10. 英雄式
VIRABHADRASANA

這個體位法由十六個動作串聯而成，其中第七、第八、第九，和第十個動作是真正的體位法。停留在坐椅式（Utkatasana）和英雄式（Virabhadrasana）的時間不需要超過五個呼吸，練習者也不要忘了，體位法前後轉換、串聯，一定要配合正確的吸氣和吐氣。此外，停留在體位法的時候，務必保持身體的結實和穩定。

方式

先把拜日式 A（First Surya Namaskara）的前六個動作做一遍。接著，右腳往前來到拜日式 B（Second Surya Namaskara）的第七個動作，停留五個呼吸；這是第七個動作（參見照片）。然後吐氣，轉向左邊，左膝蹲低，雙臂繼續高舉過頭，掌心併攏，抬頭挺胸，停留五個呼吸；這是第八個動作。再來，腿保持不變，吸氣時把雙臂展開與肩同高，上半身直挺的凝視左手指尖，手臂伸直有力；這是第九個動作。接著吐氣，保持手臂伸直展開，轉向右邊，右膝蹲低，專注的凝視右手指尖；這是第十個

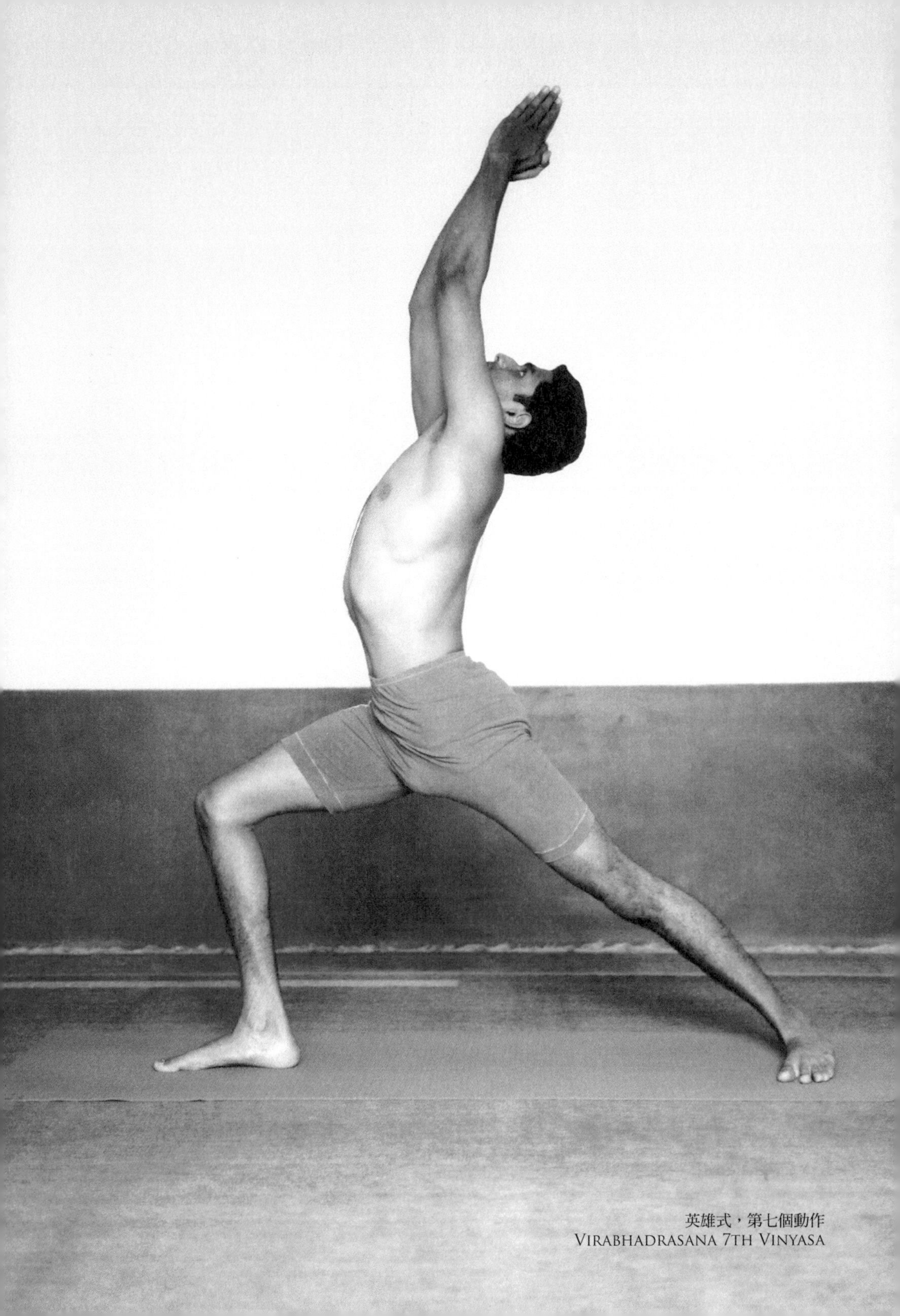

英雄式，第七個動作
VIRABHADRASANA 7TH VINYASA

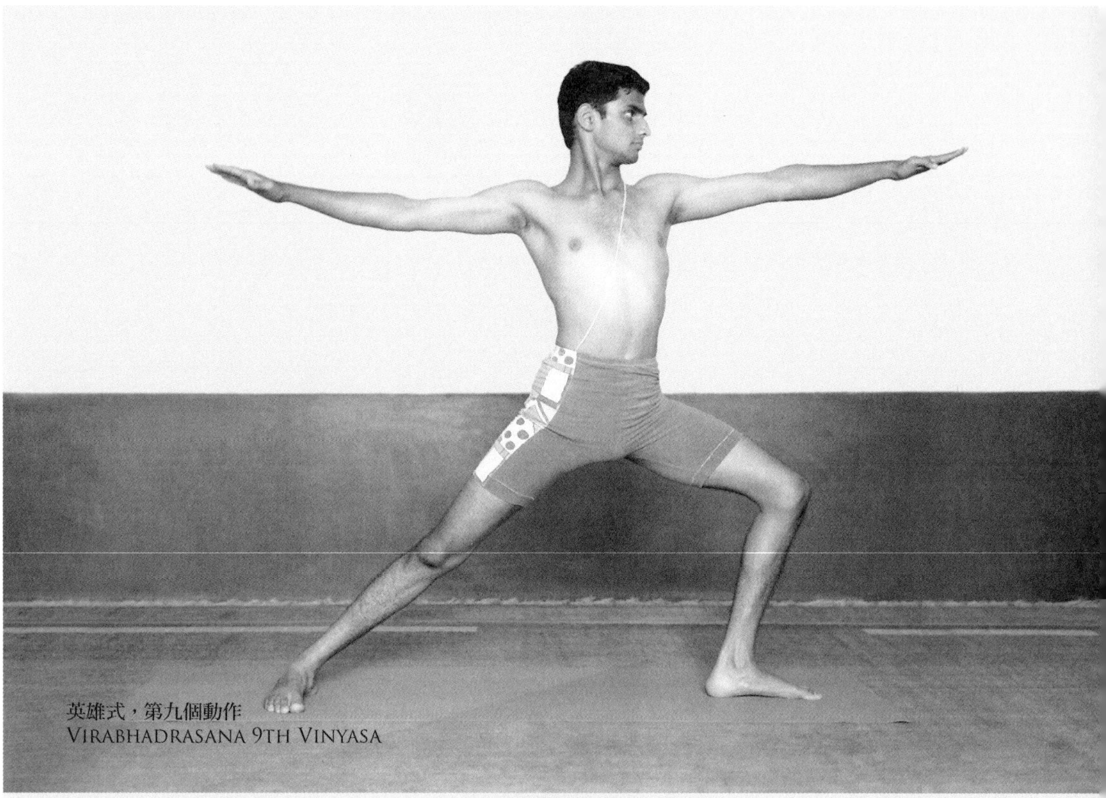

英雄式，第九個動作
VIRABHADRASANA 9TH VINYASA

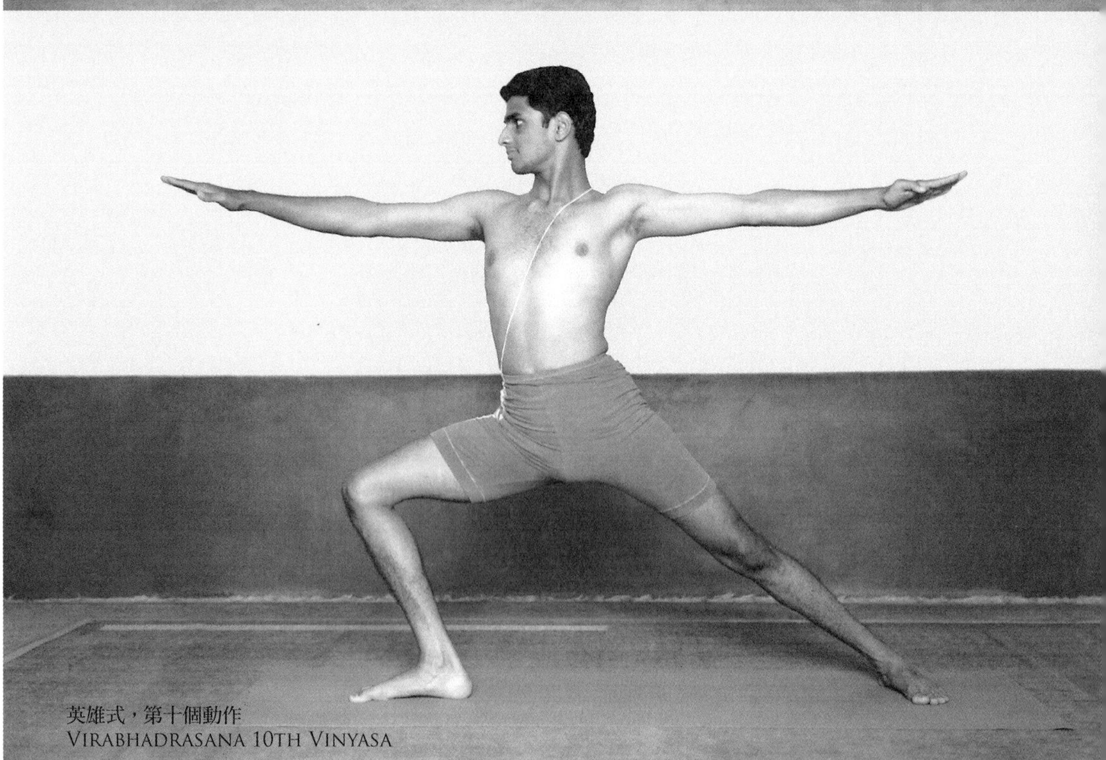

英雄式，第十個動作
VIRABHADRASANA 10TH VINYASA

動作。然後，雙手放在右腳兩側的地板上，腿不碰地，用手的力量同時把左腿和屈膝的右腿提離地板；這是第十一個動作。之後第十二、十三、十四、十五，和十六個動作仿照拜日式 A（First Surya Namaskara）的第四、第五、第六、第三，和第二個動作（第九和第十個動作參見照片）一樣。

我再次強調，文字敘述的效果實在有限，練習者最好在老師的指導下學習體位法之間的串聯和呼吸。

好處

英雄式（Virabhadrasana）可以淨化身體的所有關節、下腹部、脊柱，以及生殖器官。此外，他也可以消除膝蓋疼痛，和因為工作久站、久坐所導致的毛病。

11. 西方延展式
PASCHIMATTANASANA

這個體位法由十六個動作串聯而成，其中第九個動作是真正的體位法（參見照片）。

方式

一開始先把拜日式 A（First Surya Namaskara）的前六個動作做一遍。接著，吸氣時，用手臂的力量撐著身體，雙腿不碰地的跳穿過兩手中間，再把腿打直坐正，兩手按著臀部兩邊的地板，挺直胸和腰，微微低頭，緊緊收肛，下腹部上提而穩定，盡量慢慢呼吸多次；這是第七個動作。然後，吐氣時抓住腳掌上端；這是第八個動作（等到練習越來越穩定之後，練習者應該可以將手繞過腳掌互扣）。接著慢慢吸氣，吐氣時把腿打直，將頭

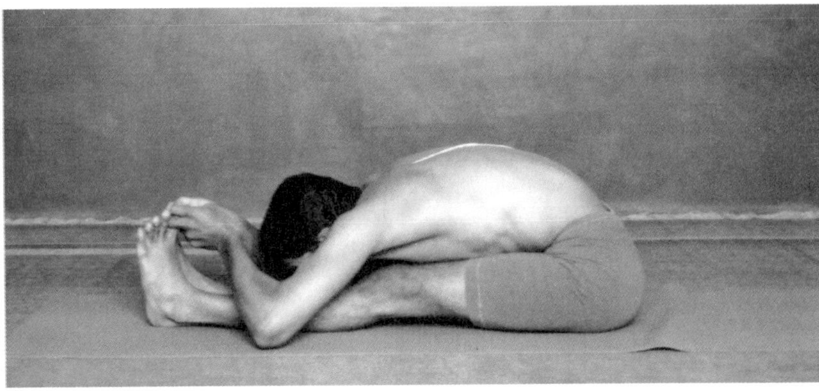

西方延展式，第一種
PASCHIMATTANASANA

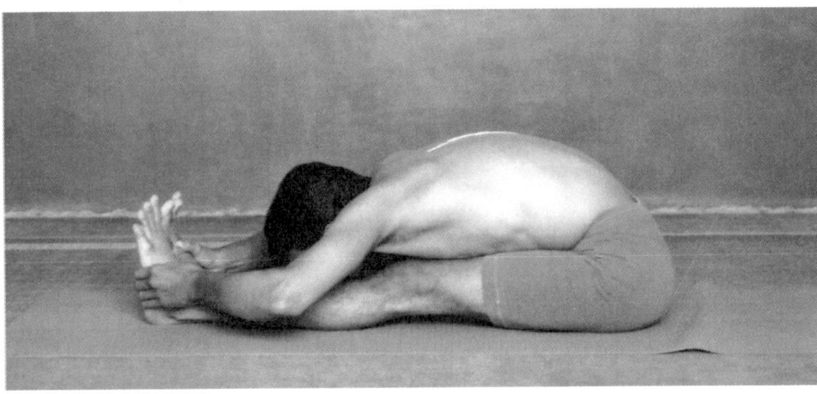

第二種

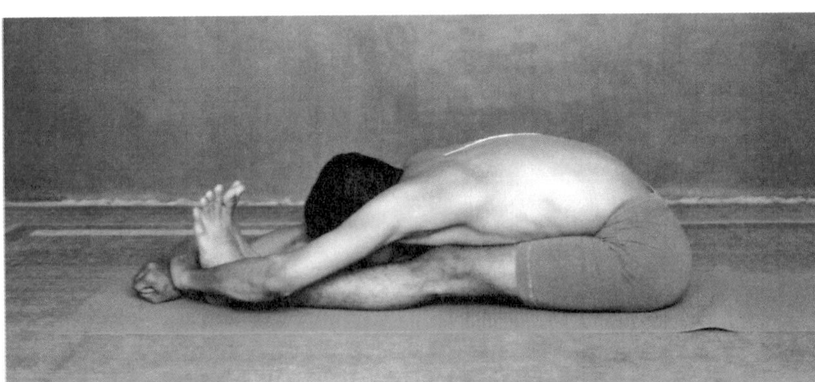

第三種

放在兩膝之間；這是第九個動作，也是真正的體位法。停留在體位法的時候，盡量飽滿、深緩的呼吸多次。再來，慢慢的吸氣，同時把頭抬起來；這是第十個動作。接著，吐氣後吸氣，手放開腳，將掌心貼地，屈膝並用手臂的力量把整個身體提離地板；這是第十一個動作。之後的動作串聯跟拜日式（Surya Namaskara）的後半部大致一樣。

西方延展式（Paschimattanasana）有三種：（一）雙手勾住兩腳大拇趾，鼻子碰膝蓋；（二）雙手抓住兩腳掌外側，鼻子碰膝蓋；（三）雙手繞過兩腳掌，一手抓住另一邊手腕，下巴碰膝蓋。這三種動作都要練習，每一個都很有益。

好處

這個體位法可以消除脂肪，讓腹部纖瘦，同時還能點燃消化之火（jathara agni），促進食物消化，強化消化系統（jirnanga kosha）運作。此外，有些人食慾不振、消化之火虛弱，導致四肢無力，或是因為肝功能不好而懶散、暈眩，或受胃脹氣所擾，這個體位法都有治療的功效。

我要特別提醒練習者，做這個體位法的時候，一定要收緊肛門，下腹部也要上提、內收，並專注在下丹田（kanda）附近的氣脈上。如此一來，下行氣（apana vayu）無法下行到肛門，就只能往上和上行氣（prana vayu）會合。當上行氣與下行氣交會的時候，練習者就無需害怕老死。《格蘭達經》（Gheranda Samhita）的作者斯瓦瑪拉瑪尤根卓（Svatmarama Yogendra）和古代聖者瓦瑪納（Vamana）都有談過類似的經驗：

Iti Paschimattanam asanagyam Panama

paschimavahinam karoti

Udayam jatharanalasya kuryadudare

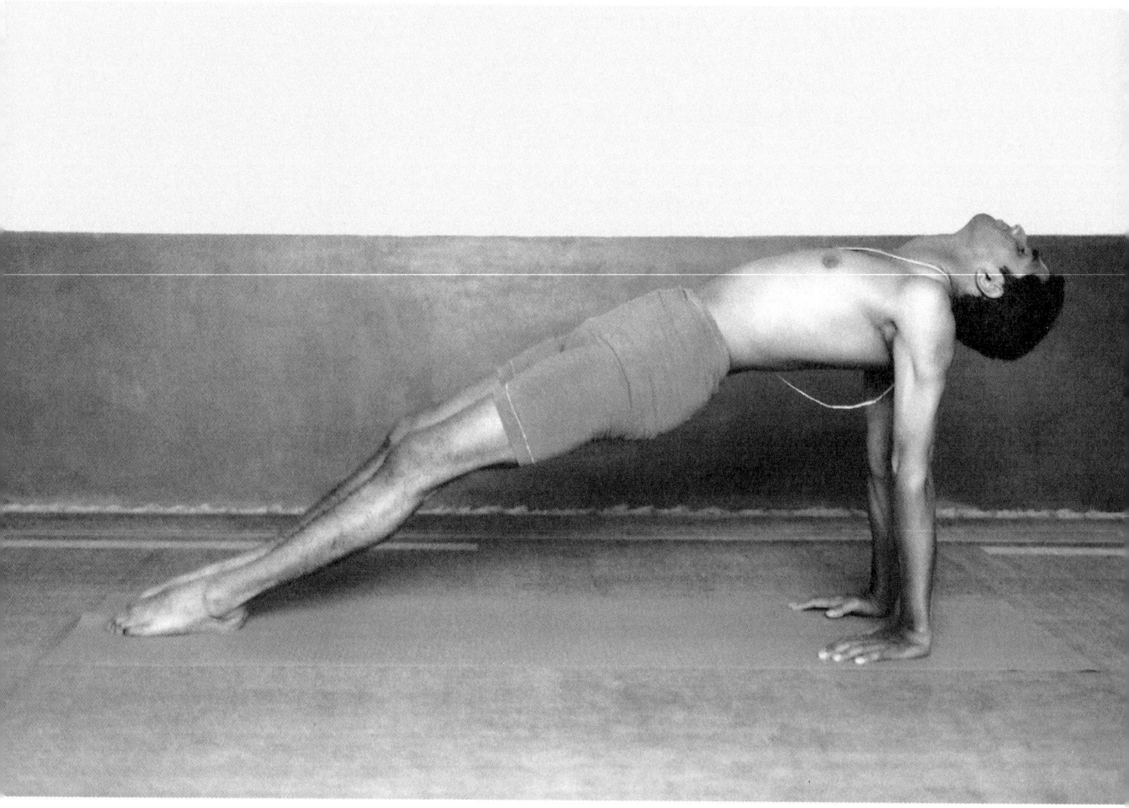

東方延展式
PURVATANASANA

karshyamarogatam cha pumsam.

西方延展式讓生命能順著脊椎往上行，

同時點燃消化之火，讓腹部纖瘦，消除疾病。

——《哈達瑜伽經》i：29

12. 東方延展式
PURVATANASANA

東方延展式（Purvatanasana）跟西方延展式（Paschimattanasana）剛好相反。它由十五個動作串聯而成，其中第八個動作是真正的體位法。

方式

一開始，先把西方延展式（Paschimattanasana）的前七個動作做一遍。接著把雙手放在臀部後方十二吋（約三十公分）的地上，一邊吸氣，一邊把腿和身體抬離地板，腳掌踩穩在地上，頭往後仰，身體結實有力，停在這裡盡量慢慢深呼吸；這是第八個動作。然後慢慢吐氣，同時回到第七個動作的位置坐好；這是第九個動作。後面的動作串聯和西方延展式（Paschimattanasana）一樣。

好處

東方延展式（Purvatanasana）可以清潔並強化心臟、肛門、脊柱，以及腰部。

練習者要注意，每一個前彎的體位法之後都會接一個相反的動作（也就是後彎）；同樣的道理，後彎的體位法之後也會緊接著前彎的動作。如此一來，倘若西方延展式（Paschimattanasana）造成任何腰部不適，就會被後彎還原、緩解。

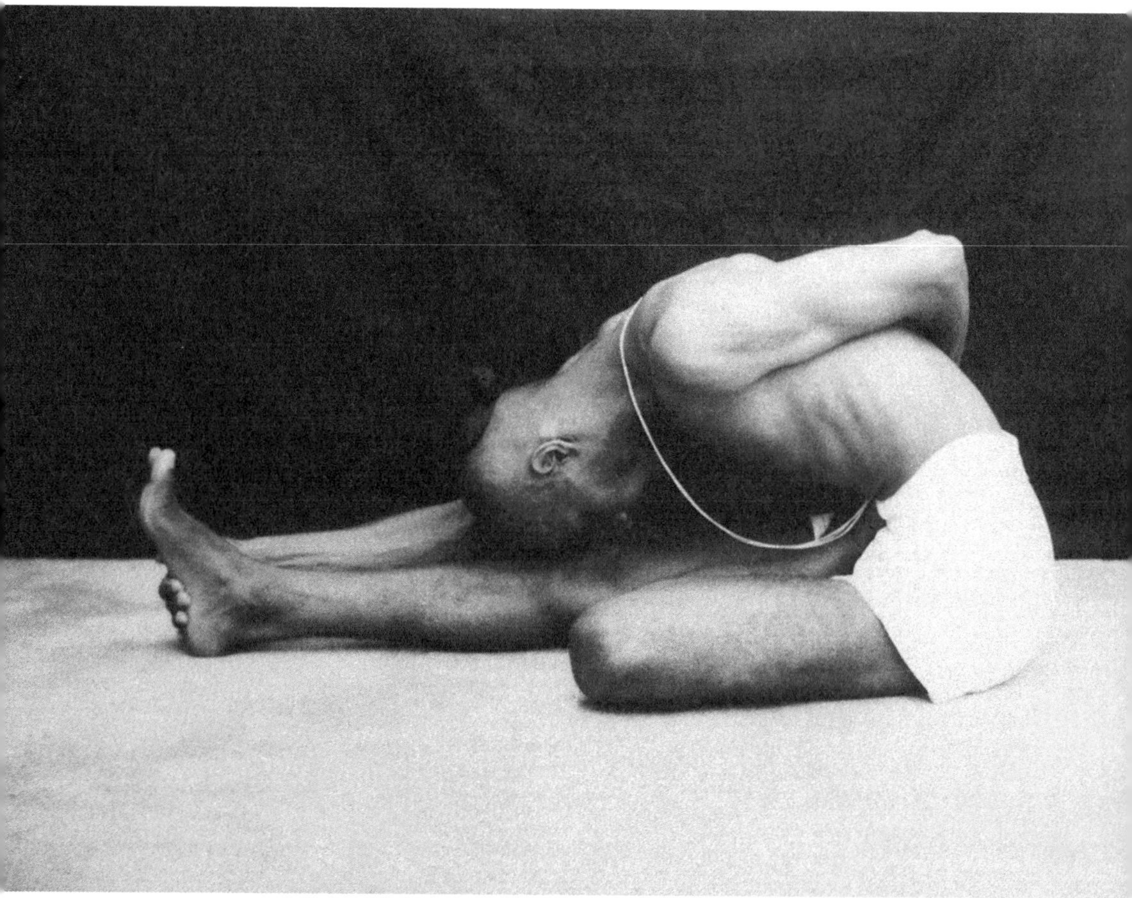

半蓮花抓腳西方延展式
ARDHA BADDHA PADMA PASCHIMATTANASANA

13. 半蓮花抓腳西方延展式
ARDHA BADDHA PADMA PASCHIMATTANASANA

這個體位法由二十二個動作串聯而成，其中第八和第十五個動作是真正的體位法。

方式

一開始先把拜日式 A（First Surya Namaskara）的前六個動作做一遍。接著，仿照西方延展式（Paschimattanasana）的第七個動作往前跳之後坐下，左腿打直，右腳以盤腿的方式放在左腿上，右腳跟抵著肚臍，右手繞到背後抓住右腳大拇指，左手抓住左腳掌，抬頭挺胸，同時慢慢吸氣；這是第七個動作。然後，慢慢吐氣，一邊前彎，把下巴放在打直的左腿上，盡量慢慢的呼吸多次；這是第八個動作。再來，緩緩吸氣，同時把頭抬起來；這是第九個動作。接著把腳解開來，雙腿交叉，就好像做完西方延展式（Paschimattanasana）之後一樣，用手臂的力量把身體提起來；這是第十個動作。之後的第十一、十二、十三個動作就跟西方延展式（Paschimattanasana）的第四、第五、第六個動作一樣。接著一邊吸氣，一邊用手的力量讓下半身跳穿過兩手間坐下，右腿打直，左腳以盤腿的方式放在右腿上，左手繞到背後抓住左腳大拇指，右手抓住右腳掌，抬頭挺胸；這是第十四個動作。接著吐氣，把下巴放在打直的右膝上，盡量慢慢的呼吸多次；這是第十五個動作。再來，慢慢吸氣，同時把頭抬起來；這是第十六個動作。接著把腳解開來，雙腿交叉，一邊吸氣，一邊用手臂的力量把身體提起來，稍稍停在半空中；這是第十七個動作。之後的第十八到二十二個動作仿照西方延展式（Paschimattanasana）的最後五個動作。

好處

這個體位法可以避免肝臟和脾臟肥大，同時治療因為飲食或生

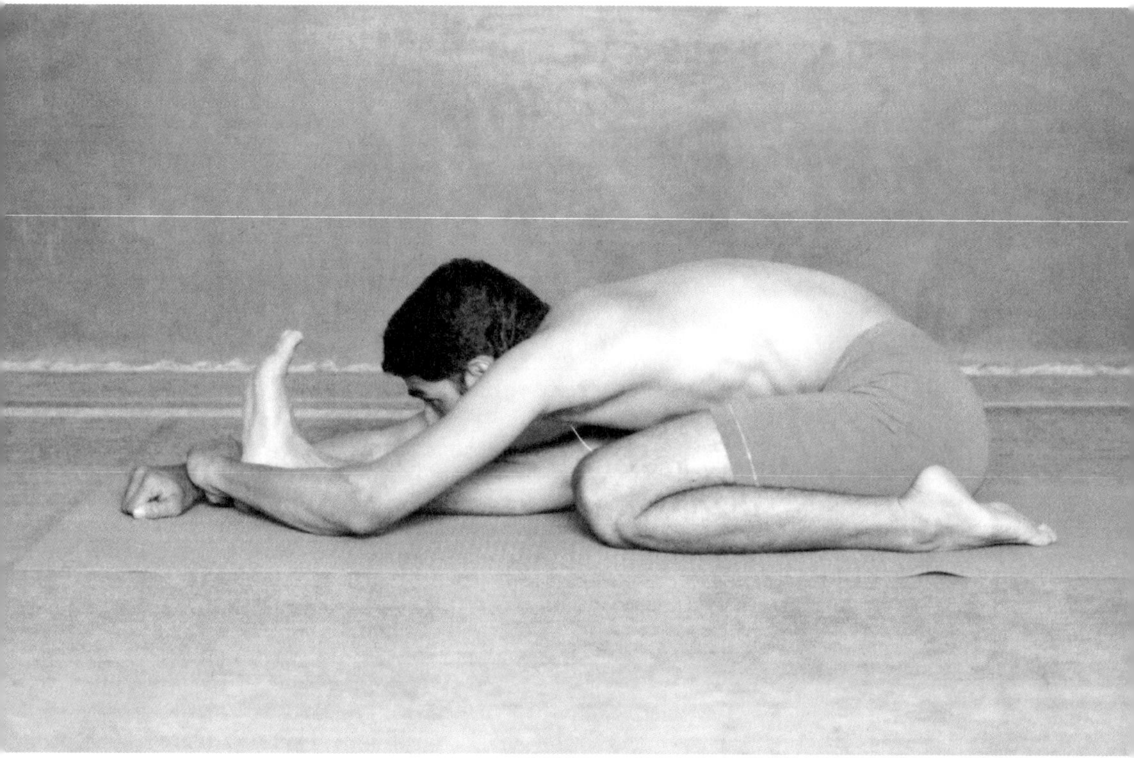

單跪腿西方延展式
TIRIANGMUKHAIKAPADA PASCHIMATTANASANA

活不正常所致的腹部膨脹，以及風型督夏（vata）[3] 過剩而造成的組織破壞。如果食慾不振，身體虛弱，這個動作也有很好的治療效果。它可以紓解便秘，促進腸胃正常運作。

14. 單跪腿西方延展式
TIRIANGMUKHAIKAPADA PASCHIMATTANASANA

這個體位法由二十二個動作串聯而成，其中第八和第十五個動作是真正的體位法。動作連接的方式與半蓮花抓腳西方延展式（Ardha Baddha Padma Paschimattanasana）一模一樣，每個動作與呼吸配合方式也一樣。

方式

一開始先把拜日式 A（First Surya Namaskara）的前六個動作做一遍，第七個動作仿照西方延展式（Paschimattanasana）往前跳穿後坐下，左腿打直，把右小腿往後折，右腳掌放在右大腿外側，膝蓋靠攏，兩手扣住垂直地板的左腳掌，抬頭挺胸，同時吸氣；這是第七個動作。然後，慢慢吐氣，一邊前彎，把額頭放在打直的左腿上，盡量慢慢的呼吸多次；這是第八個動作。再來，緩緩吸氣，同時把頭抬起來；這是第九個動作。接著仿照西方延展式（Paschimattanasana）的第十一個動作，用手臂的力量把身體提起來；這是第十個動作。之後的第十一、十二、十三個動作就跟拜日式 A（First Surya Namaskara）的第四、第五、第六個動作一樣。接著一邊吸氣，一邊仿照西方延展式（Paschimattanasana）的第七個動作，往前跳穿後坐下，右腿

---

3 風（vata）是三種督夏（doshas）之一。阿育吠陀認為風（vata）、火（pitta）、土（kapha）三種元素掌控著身體的能量，同時會受到食物和行為所影響。當三種督夏平衡穩定時，身體就會健康；若不平衡，身體就會生病。

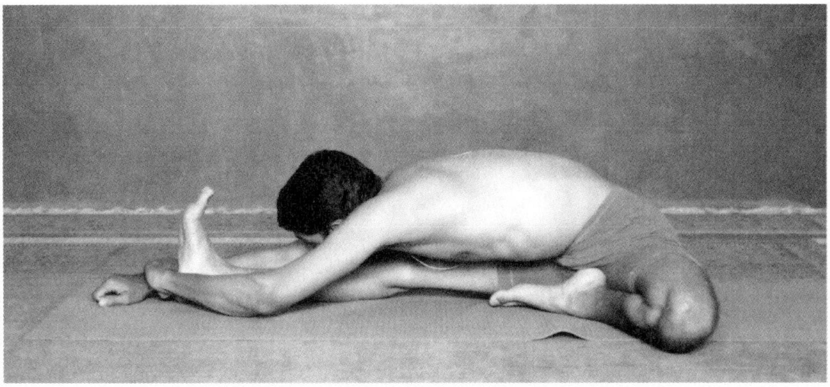

頭碰膝蓋式（A）
JANU SHIRSHASANA

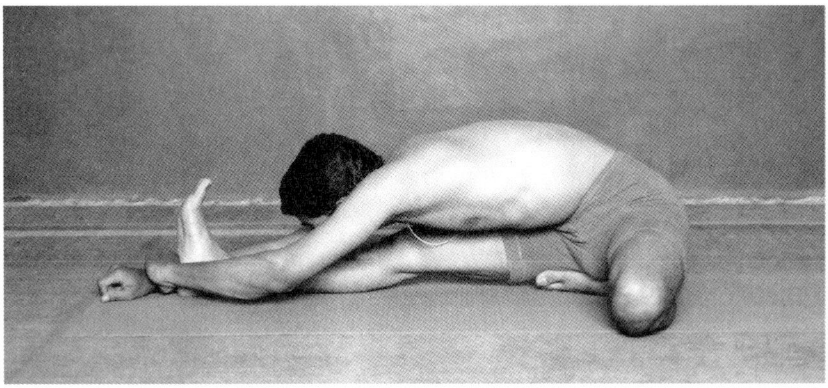

（B）

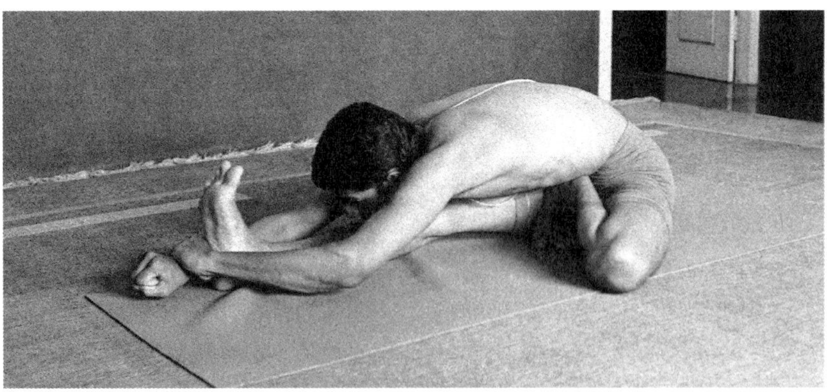

（C）

打直，左小腿像先前一樣後折，兩手扣住右腳掌，抬頭挺胸，同時吸氣；這是第十四個動作。再來，慢慢吐氣，把額頭放在打直的右腿上，盡量慢慢的呼吸多次；這是第十五個動作。然後緩緩吸氣，同時把頭抬起來；這是第十六個動作。之後的第十七個動作和第十個動作一樣，第十八個動作跟第四個一樣，第十九個動作跟第五個一樣，第二十個動作跟第六個一樣，第二十一個跟第三個一樣，第二十二個跟第二個一樣。

好處

單跪腿西方延展式（Tiriangmukhaikapada Paschimattanasana）可以治療多種身體毛病，包括肥胖、水腫、大腿粗大得不成比例（象腿）、痔瘡，和坐骨神經痛，同時可以讓體型勻稱。然而，練習者切勿忘記停留在體位法時，要盡量深長、飽滿的呼吸多次。

練習者要注意，每個體位法進入的方式都和拜日式A（First Surya Namaskara）的前六個動作一樣。除此之外，離開每個體位法時，都必須用手臂把身體提離地板（Uth Pluthi），接著往後跳到拜日式的第四、第五、第六、第七、第八個動作。練習者應該了解串聯和呼吸的正確方式。從現在開始，我只會敘述關鍵的串聯方式、真正的體位法，以及每個動作的好處。讀者和練習者應該要正確的學習，最好有老師從旁指導。（每個體位法的樣貌，請自行參考照片。）

15. 頭碰膝蓋式A
JANU SHIRSHASANA A

有人把頭碰膝蓋式（Janu Shirshasana）稱為大手印（Mahamudra）。

它共分為三種，各由二十二個動作串聯而成，其中第八和第十五個動作是真正的體位法。頭碰膝蓋式（Janu Shirshasana）的呼吸與串聯跟先前的動作一樣。

每個體位法的呼吸、串聯，以及動作停留的細節，都必須請教老師。無論我敘述得再詳盡，每個人實際練習起來總會有些不一樣的調整。但是為了讓讀者和練習者有一個方便參考的範本，我會盡量詳細說明。

方式

第七個動作，往前跳到西方延展式（Paschimattanasana）後坐下，左腿打直，右膝彎曲外開到九十度，右腳腳跟抵著肛門和生殖器之間，身體前彎，兩手抓著伸直的左腳腳掌，收緊肛門和下腹部，抬頭挺胸，同時吸氣。接著慢慢吐氣，把額頭或下巴放在打直的膝蓋上，盡量飽滿的呼吸多次；這是第八個動作。然後吸氣，同時把頭慢慢抬起來；這是第九個動作。之後的串聯方式跟先前敘述的體位法一樣，右邊做完之後換左邊。

停留在頭碰膝蓋式 A（Janu Shirshasana A）時，練習者別忘了要盡量深長的呼吸。我之所以一直重複提醒大家，是因為唯有透過呼吸穩定的瑜伽練習，身體才會變得像鑽石一樣堅強；所以練習時切忌心不在焉，務必懷抱著信心與敬意練習。

頭碰膝蓋式 B
JANU SHIRSHASANA B

方式

第七個動作，往前跳到西方延展式（Paschimattanasana）後坐下，左腿打直，右膝彎曲外開到八十五度，肛門正好坐在右腳跟上，兩手抓著左腳掌，收緊肛門和下腹部，抬頭挺胸，同時吸氣。接著慢慢吐氣，把額頭或下巴放在打直的膝蓋上，盡量飽滿的呼吸多次；這是第八個動作。然後吸氣，同時把頭慢慢抬起來；這是第九個動作。之後的串聯方式跟先前敘述的體位法一樣，右邊和左邊都要練習。

頭碰膝蓋式 C
JANU SHIRSHASANA C

方式

第七個動作，往前跳到西方延展式（Paschimattanasana）後坐下，左腿打直，右腳往內收到鼠蹊前方，稍微翻轉右腳掌，讓腳趾踩地板，腳跟往上抵著肚臍，右膝外開四十五度，兩手抓著左腳掌，手臂和背部都有力的伸直，收緊肛門和下腹部，同時吸氣。接著慢慢吐氣，一邊前彎，把額頭或下巴放在打直的腿上，右腳跟頂著肚臍，盡量呼吸多次；這是第八個動作。再來，吸氣時把頭慢慢抬起來，手臂打直；這是第九個動作。之後的串聯方式跟先前的體位法一樣。

好處

頭碰膝蓋式（Janu Shirshasana）可以治療小便灼痛（muthra krcchra）、精液流失（dhatu krcchra），以及糖尿病。胰臟和肝臟等消化腺所分泌的液體不足，往往是因為飲食不均衡、咖啡過量、隨心所欲、看不好的東西、睡眠習慣不良、性生活太頻繁、性行為的時間不對、用餐時間不當所引起。當以上這些狀況發生時，肝臟會虛弱，消化也會受到影響。我們的生命能是從食物消化後轉變而來，消化不良就會缺乏生命能，身體組織也就會變得鬆軟多水，體重也會跟著變輕。身體越來越無力的後果，就是容易尿失禁，生殖器官的功能也會減弱，因而產生小便灼痛、尿床、精液流失的症狀，更嚴重的甚至還會夢遺（swapna skalana），那就更傷身了。如果身體染上了這些症狀，其他問題也會接踵而來，最後導致死亡。小便灼痛和精液流失通常都是糖尿病的症狀，最好盡早治療；如果不以為意，沒有根治，就會導致貧血，身體就會更虛弱了。因此，萬一染上這些病症，一定要謹慎處理。醫學專家稱這些疾病為可控制的疾病（yapya roga），頭碰膝蓋式（Janu Shirshasana）就可以消除這些症狀。它可以潔淨、強化和分泌精液有關的經脈（sivani nadi），這條經脈強壯了，就不會有精液不足的問題，也可以治療糖尿病。此外，頭碰膝蓋式（Janu Shirshasana）還可以潔淨、強化連接肝臟、負責生產胰島素的經脈（virya nala）。頭碰膝蓋式 A 和 B（Janu Shirshasana A &B）正好刺激男性的這條經脈（virya nala），頭碰膝蓋式 C（Janu Shirshasana C）則刺激女性的這條經脈，但是不論男女都需要練習這三個動作。持續練習，以上這些疾病就會痊癒，點燃消化之火，消化就會順暢。

每個人都可以練習頭碰膝蓋式（Janu Shirshasana）， 它對男女老幼都有益。說到這裡，我覺得我有責任談一下題外話：現代社會人口這麼多，主要就是因為年輕人的感官控制力太薄弱。人若能控制感官，孩子就會比較少，後代也會比較聰慧、健康、虔敬、長壽；因此現代的男女應該練習控制感官，自然節育，而非訴諸政令宣導[4]或是醫療手術的方式，這樣其實功效有限。人為的方式多少有些幫助，卻無法根治人性的弱點。若我們希望國家的下一代強健、聰慧、長壽、敬神，依我個人淺見，大家一定要學習控制感官。節育很重要，但是應該避免非自然、侵入性的方式，否則對身體傷害很大。另一方面，自然的節育可以讓我們活得更久、更快樂，同時可以滋養智慧，免於疾病的折磨。若不控制感官，我們就會受到疾病、貧困、壽命減短所苦，練習者務必銘記在心。因此，若想要長壽、快樂、健康，又希望後代子孫健康、聰明，一定要學習瑜伽哲學，並把它帶入生活。瑜伽這門科學一直像暮鼓晨鐘般的提醒大家，而我也有責任再次鄭重提醒現在的年輕人。

練習頭碰膝蓋式（Janu Shirshasana）會強化生命能，也會慢慢消除我們的欲望（vasana of kama），這些益處在經典中都有詳載，我個人也有深刻的體會。

16. 聖者馬里奇式 A
MARICHYASANA A

聖者馬里奇式（Marichyasana）一共有八種，前四種屬於第一級，也就是瑜伽療癒（yoga chikitsa），所以我只會介紹這四種。聖者馬里奇式（Marichyasana）是由聖者馬里奇（Maricha）所發現的，因此以他的名字為體位法命名。聖者馬里奇式 A 和 B（Marichyasana A & B）由二十二個動作串聯而成，聖者馬里奇式 C 和 D（Marichyasana C & D）由十八個動作串聯而成。聖者馬里奇式 A 和 B（Marichyasana A & B）的第八和第十五個動作是真正的體位法，而聖者馬里奇式 C 和 D（Marichyasana C & D）的第七和第十二個動作才是真正的體位法。動作與呼吸的串聯方式與之前的動作大致一樣。

方式

開始時，往前跳到西方延展式（Paschimattanasana）的第七個動作坐下，右膝彎曲，右腳掌靠近右臀踩地板，右手臂由內往外

---

4 此書著作期間，印度的政府機關正推行一胎政策，官員常常巡迴全國各地演說，提醒大家節育。

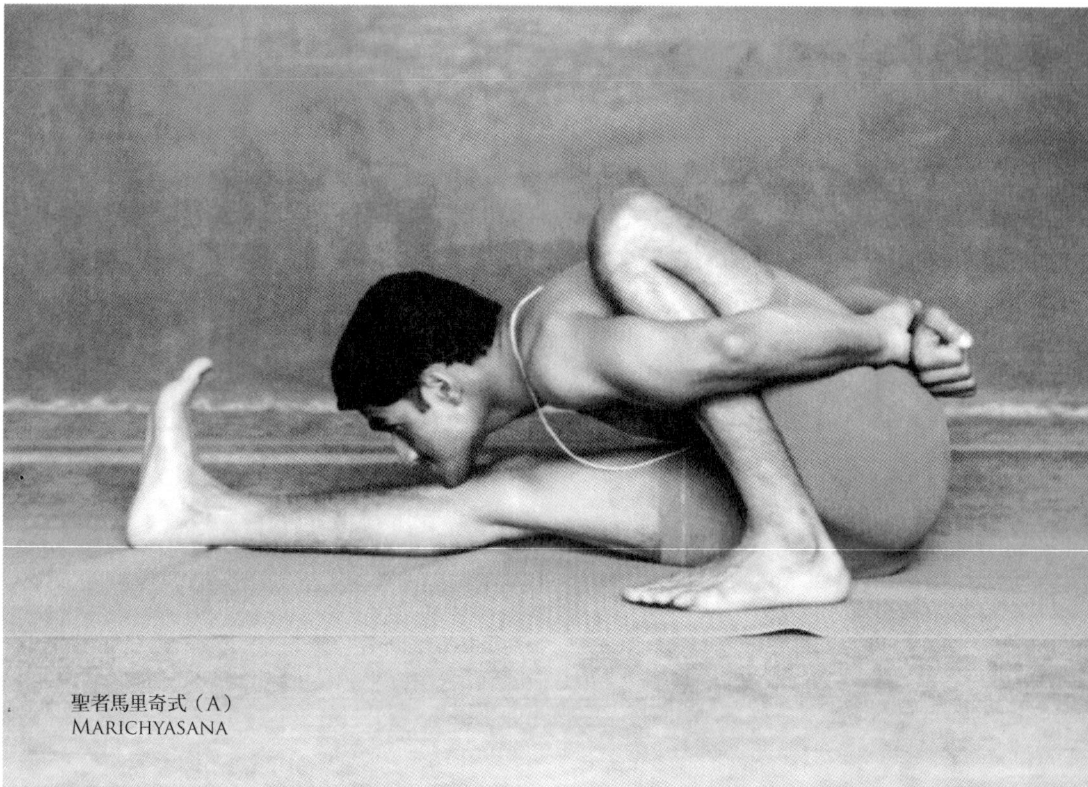

聖者馬里奇式（A）
MARICHYASANA

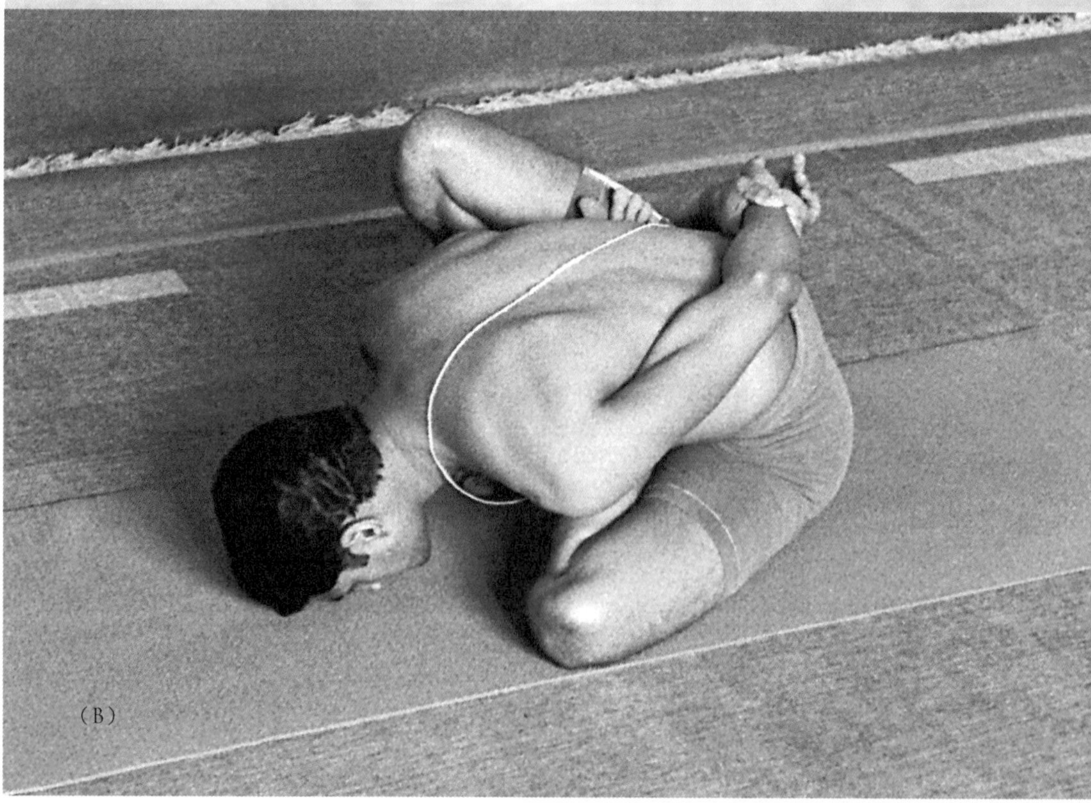

（B）

包著右膝，同時把左手繞到背後抓右手腕，左腿打直，抬頭挺胸；這是第七個動作。再來，慢慢吐氣，把額頭或下巴放在左膝上，保持左腿伸直有力，盡量呼吸多次；這是第八個動作（參見照片）。接著，吸氣時把頭抬起來；這是第九個動作。然後第十個動作是把身體提起來（Uth Pluthi）往後跳，之後左邊的做法跟右邊一樣。

聖者馬里奇式 B
MARICHYASANA B

方式

一開始先把拜日式 A（First Surya Namaskara）的前六個動作做一遍，往前跳穿後，腿打直坐下，接著左腳盤腿，左腳跟靠近肚臍，右膝彎曲，右腳掌靠近右臀踩穩地板，右手臂由內往外包著右小腿，同時把左手繞到背後，右手抓左手腕，停在這個動作吸氣；這是第七個動作。然後吐氣，讓鼻子貼在地板上，停在這裡盡量呼吸多次；這是第八個動作，也是真正的體位法（參見照片）。再來，吸氣時，抬頭挺胸；這是第九個動作。之後的串聯方式跟先前的動作一樣，右邊做完後換左邊。

聖者馬里奇式 C
MARICHYASANA C

方式

像先前的動作一樣坐下，左腿打直，右腳掌靠近右臀踩穩地板，宛如聖者馬里奇式 A（Marichyasana A），胸口挺高，上半身向右扭轉，左手臂由外往內包住右膝，讓左手和左手臂來到背後，

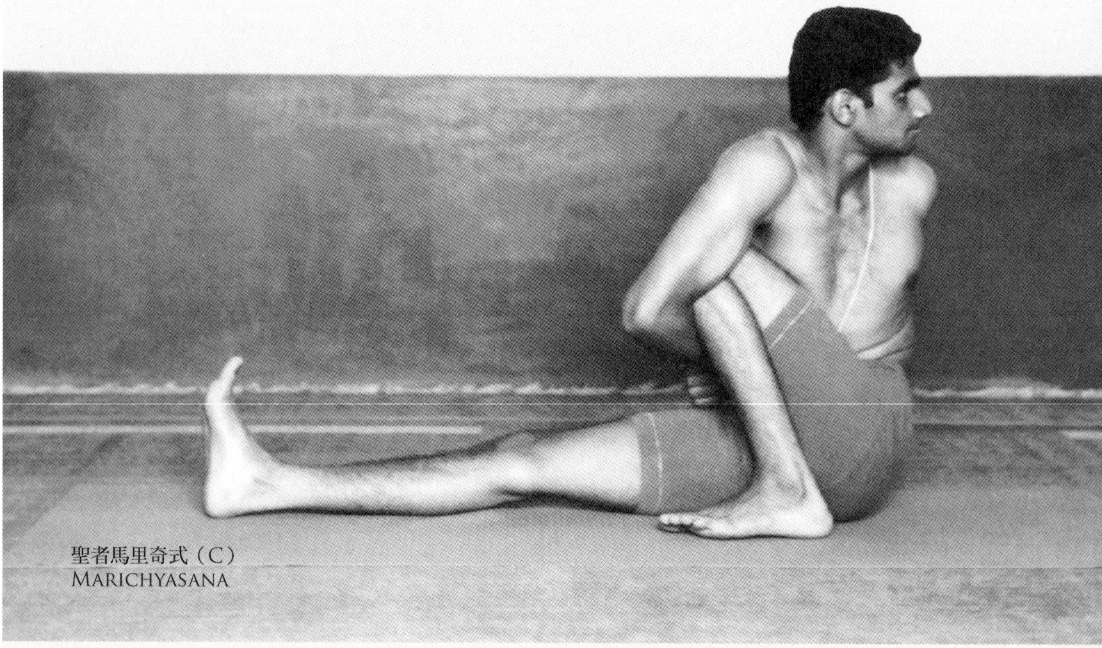

聖者馬里奇式（C）
MARICHYASANA

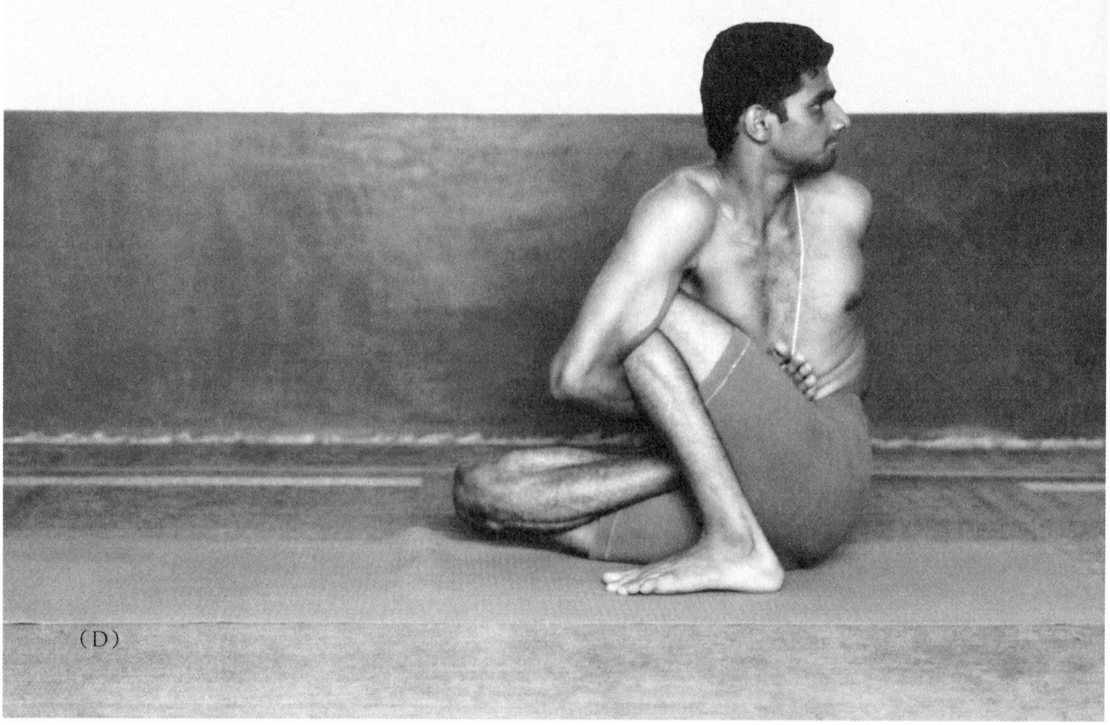

（D）

同時把右手繞到後方，抓住左手手腕，停在這個位置坐高，一邊扭轉，一邊盡量呼吸多次；這是第七個動作，也是真正的體位法（參見照片）。之後的串聯方式跟先前的動作一樣，右邊做完後換左邊。

聖者馬里奇式 D
MARICHYASANA D

方式

下半身先以聖者馬里奇式 B（Marichyasana B）的方式坐好，上半身向右扭轉，左手臂由外往內包住右膝，讓左手和左手臂來到背後，宛如聖者馬里奇式 C（Marichyasana C），同時把右手繞到後方，抓住左手手腕，停在這個位置挺胸坐高，同時加深扭轉，盡量深長緩慢的呼吸多次；這是第七個動作（參見照片），右邊做完後換左邊，串聯方式跟先前的動作一樣。

好處

這四種聖者馬里奇式（Marichyasana）都可以治療男性的身體疾病，但具體的好處都不太一樣，練習者必須了解動作，勤加練習。它們可以治療腸胃的氣體排放不順，促進直腸不正常蠕動，改善腹瀉，加強消化能力；若持續練習，可以消除脹氣、消化不良，或便秘等問題。有些婦女在經期會有腹痛的困擾，這些體位法都具有很好的療效。它們可以強化子宮，讓婦女懷孕時更加健康強壯，就不容易流產。它可以淨化大腸和膽囊（vata pitta kosha）以及我們的臍輪（manipura chakra），讓身體強健有力。女性很適合練習聖者馬里奇式（Marichyasana），但是最好在老師的指導下練習。練習時一定要坐穩，抓手的方式也不能有誤。懷孕二個月以上的婦女應該避免練習這些體位法。

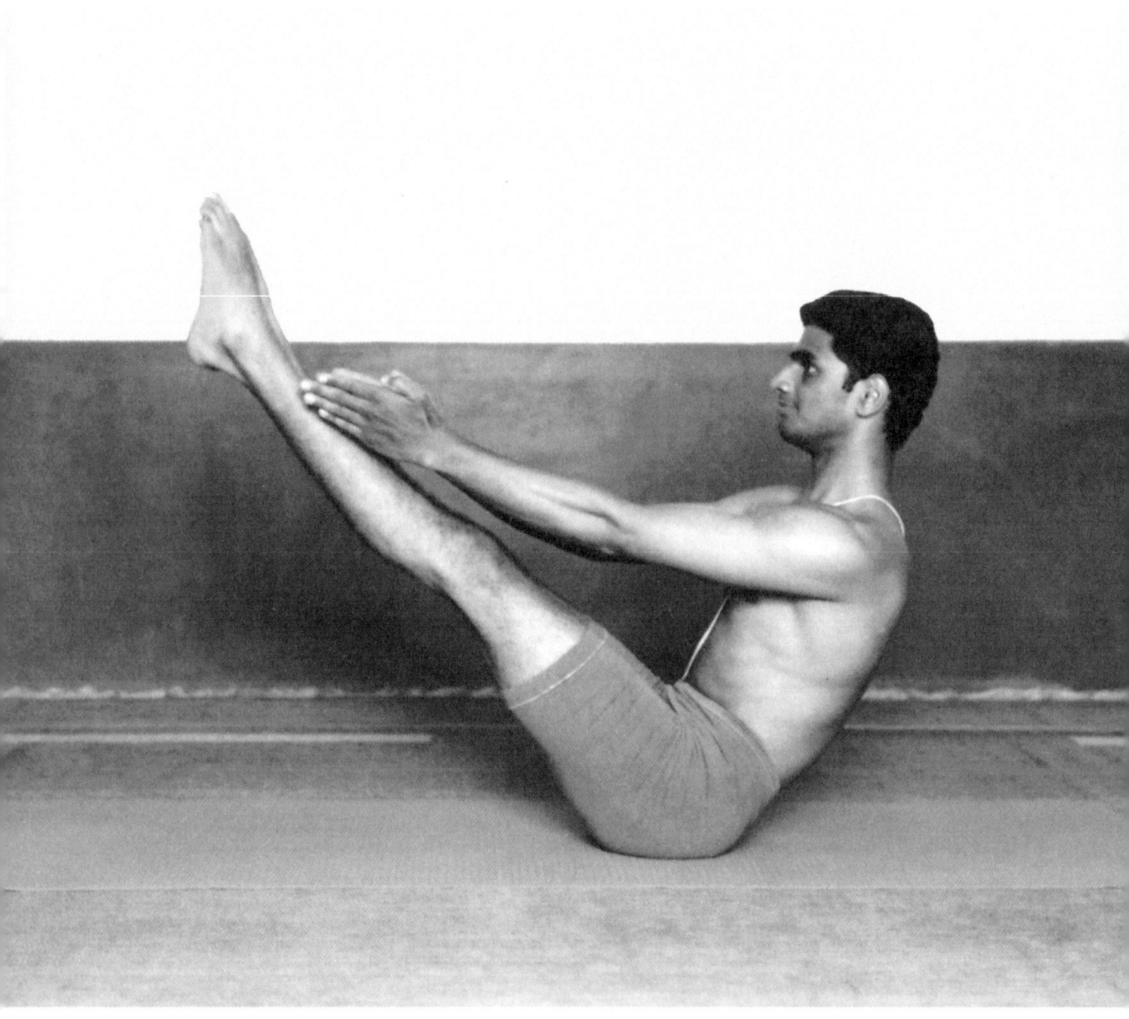

船式
NAVASANA

17. 船式
NAVASANA

船式（Navasana）由十三個動作串聯而成，其中第七個動作是真正的體位法。呼吸與動作的串聯方式與之前動作一樣。

方式

船式（Navasana）的前六個動作和拜日式 A（First Surya Namaskara）前面一樣。到了第七的動作時，一邊吸氣，一邊用手臂的力量讓雙腿跳穿兩臂間，上半身跟腿都不要碰地，直接穩穩的把臀部坐在地上，雙腿打直提高，身形宛如小船，挺直胸、腰、腿，雙手也在雙膝兩側伸直，停在這裡盡量呼吸多次；這是第七個動作。再來，雙腿交叉但不碰地，利用手和手臂的力量把身體提離地板；這是第八個動作（從第七個動作進入第八個動作時要吸氣）。接著吐氣，回到第七個動作，如此重複這個體位法三到六次。之後的串聯方式跟先前動作一樣。在體位法停留時，切忌止息；換句話說，一定要保持順暢的呼吸。

好處

船式（Navasana）可以淨化肛管、脊椎、肋骨，以及下腹部，同時治療消化不良引起的胃部不適，以及消化之火太微弱所導致的風型督夏（vata dosha）不平衡，也可以強化腰部的力量。

18. 夾上臂式
BHUJAPIDASANA

這個體位法由十五個動作串聯而成，其中第七和第八個動作是真正的體位法。

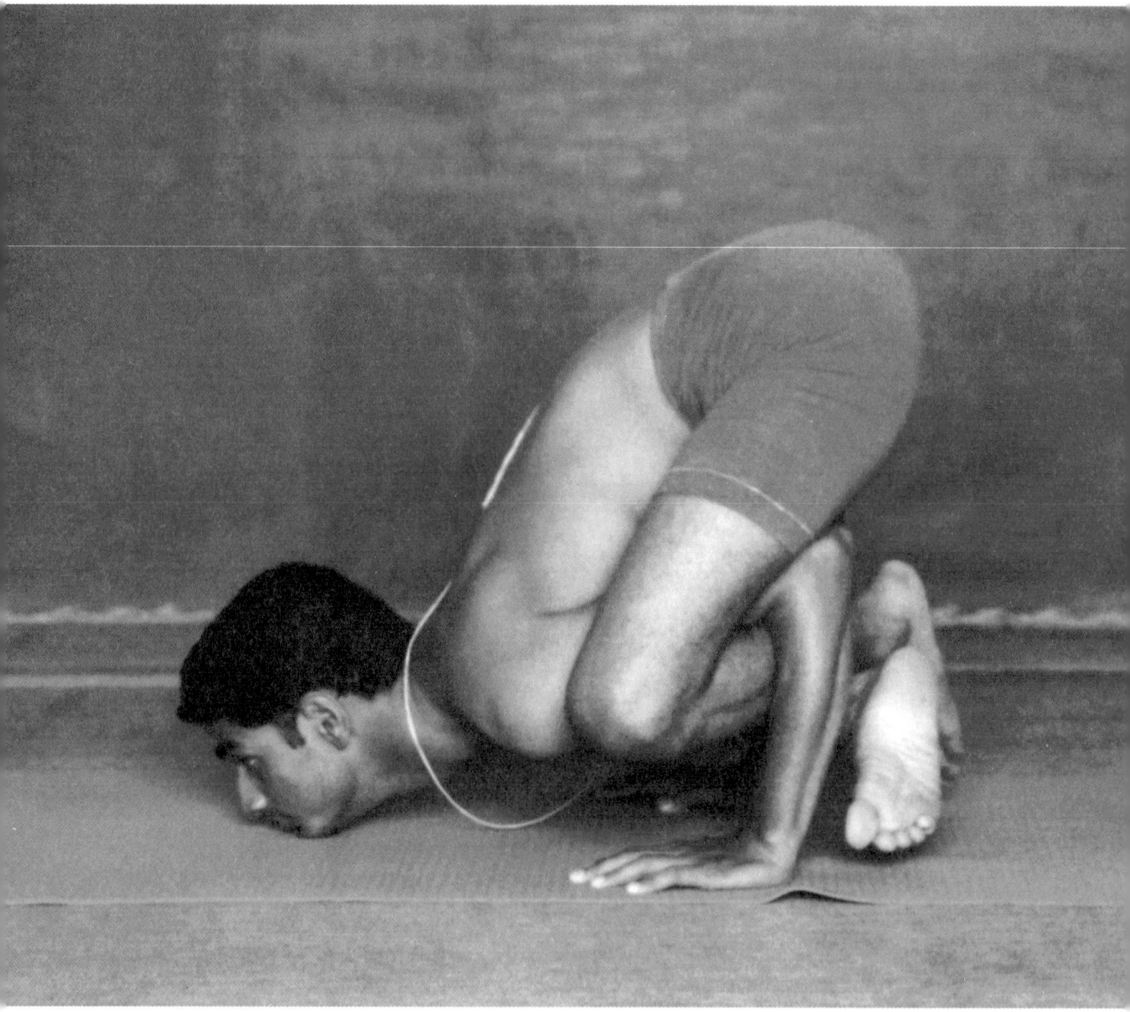

夾上臂式，第八個動作
BHUJAPIDASANA, 8TH VINYASA

方式

先把拜日式 A（First Surya Namaskara）的前六個動作做一遍。到第七個動作時，一邊吸氣，一邊用手臂的力量撐著身體，雙腿跳到肩膀外，兩腳在手中間上下互勾而不碰地，大腿緊緊夾著肩膀，手臂打直；這是第七個動作。接著，慢慢吐氣的同時，腿和腳都不碰地，只讓下巴往前貼地，停在這裡盡量呼吸多次；這是第八個動作（參見照片）。再來，吸氣時回到第七個動作的位置；這是第九個動作。然後一邊吐氣，一邊把腳往後收而不碰地，雙膝架在上臂後側平衡；這是第十個動作。一個吸氣之後吐氣，雙腿往後跳到拜日式 A（First Surya Namaskara）的第四個動作；這是第十一個動作。之後的串聯方式跟先前動作一樣。

好處

夾上臂式（Bhujapidasana）可以清潔消化道和食道（anna nala），讓身體輕盈，肩膀與腰部強壯。

19. 龜式
KURMASANA

龜式（Kurmasana）由十六個動作串聯而成，其中第七和第九個動作是真正的體位法，而第九個動作又可稱為睡龜式（Supta Kurmasana）（參見照片）。

方式

和先前動作一樣，先把拜日式 A（First Surya Namaskara）的前六個動作做一遍。到第七個動作時，一邊吸氣，一邊像跳到夾上臂式（Bhujapidasana）一樣，然後臀部坐在地上，上半身趴著，

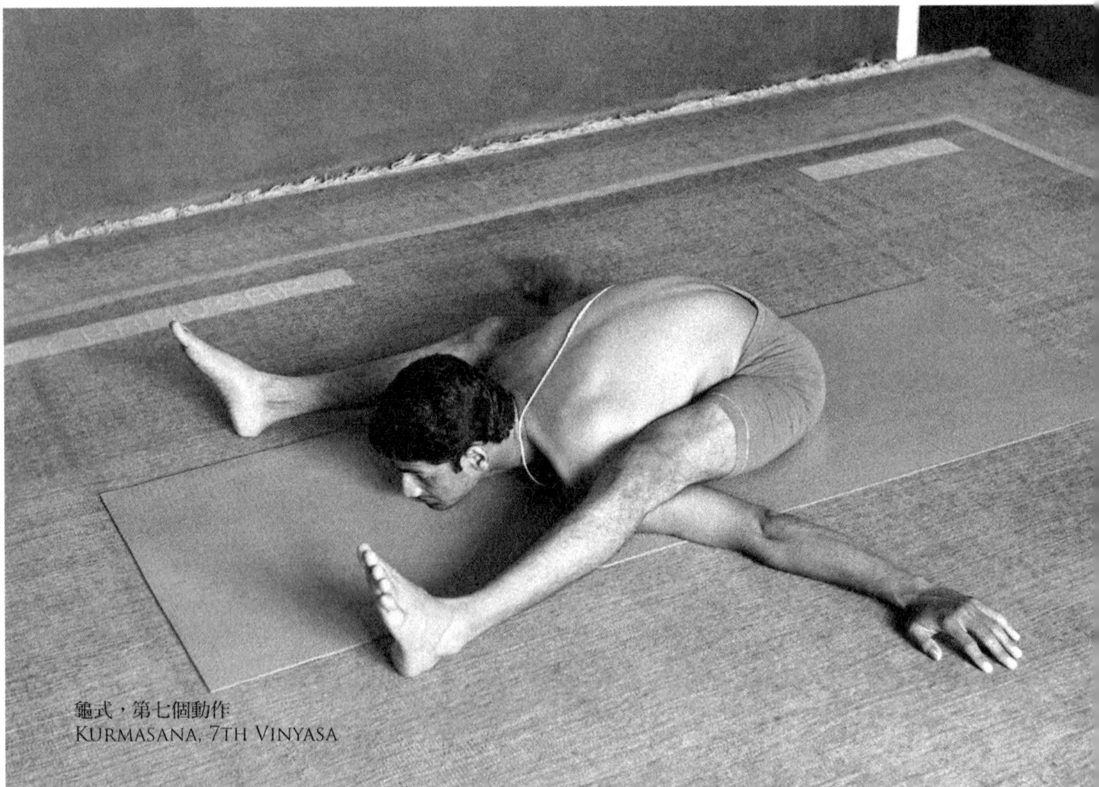

龜式，第七個動作
KURMASANA, 7TH VINYASA

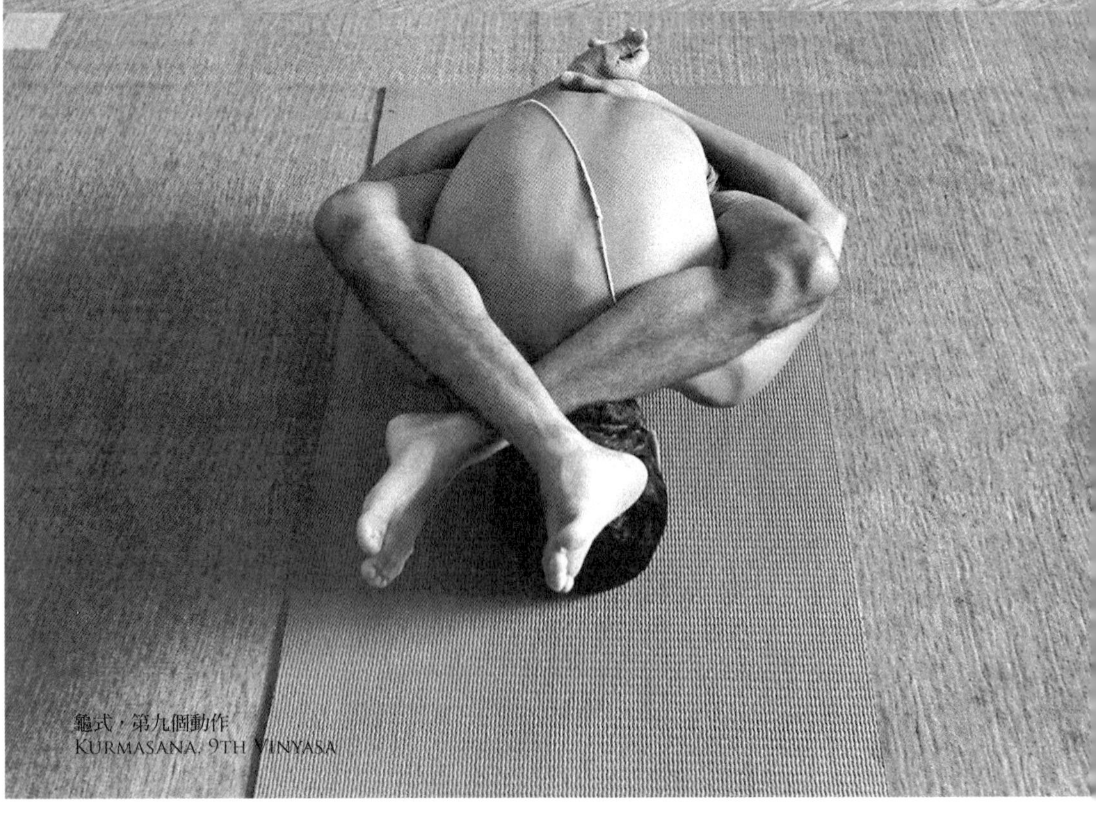

龜式，第九個動作
KURMASANA, 9TH VINYASA

手臂往外打直，大腿也壓著雙臂往前伸直，微微抬頭，下巴貼地，停在這裡盡量呼吸多次。接著吐氣，同時把手繞到背後抓住手腕；這是第八個動作。再來，額頭貼著地，雙腿在頭後方互勾，停在這裡盡量呼吸多次；這是第九個動作，也可以單獨稱它為睡龜式（Supta Kurmasana）。之後的動作串聯跟夾上臂式（Bhujapidasana）一樣。

好處

龜式（Kurmasana）可以清潔下丹田（kanda），也就是肛門附近七萬兩千條經脈交會的神經叢，它同時可以潔淨心臟和肺，改善土型督夏（kapha dosha）過剩導致的黏液過多等問題。它可以讓胸腔擴張，消除脂肪，強化脊椎。若因為太過疲勞而感到胸痛，或是飲食不良而身體不適，這個動作也很有幫助。它還可以消除下腹部的贅肉，讓身體健康輕盈。

20. 子宮胎兒式
GARBHA PINDASANA

子宮胎兒式（Garbha Pindasana）由十四個動作串聯而成，其中第八個動作是真正的體位法（參見照片）。

方式

前六個動作跟之前的體位法一樣，到了第七個動作時，仿照西方延展式（Paschimattanasana）往前跳之後坐下，接著把右腳盤到左大腿上，左腳盤到右大腿上，來到蓮花式（Padmasana），再把雙臂塞進大腿和小腿之間的縫隙裡，讓手肘穿到另一邊，用手掌托著兩隻耳朵附近，臀部平衡在地上，盡量挺胸直背，腳跟抵著肚臍兩側，停在這裡盡量深長的呼吸多次；這是第七個動作。再來，把頭壓低，兩手扶著頭上方，一邊吐氣，一邊

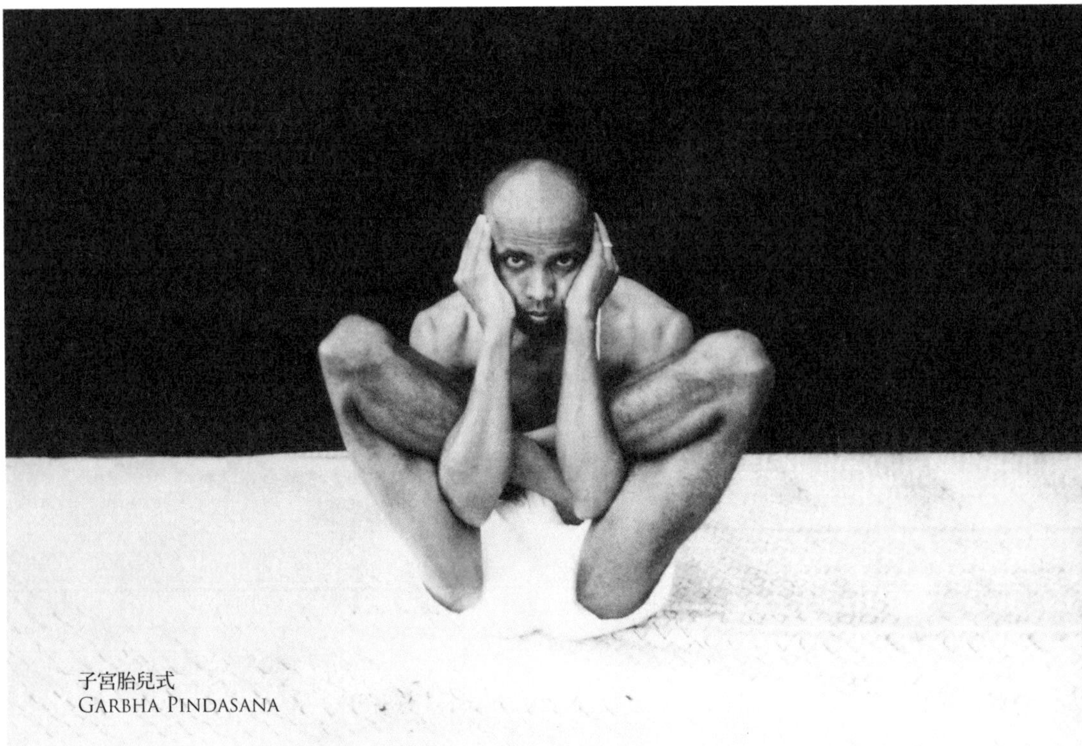

子宮胎兒式
GARBHA PINDASANA

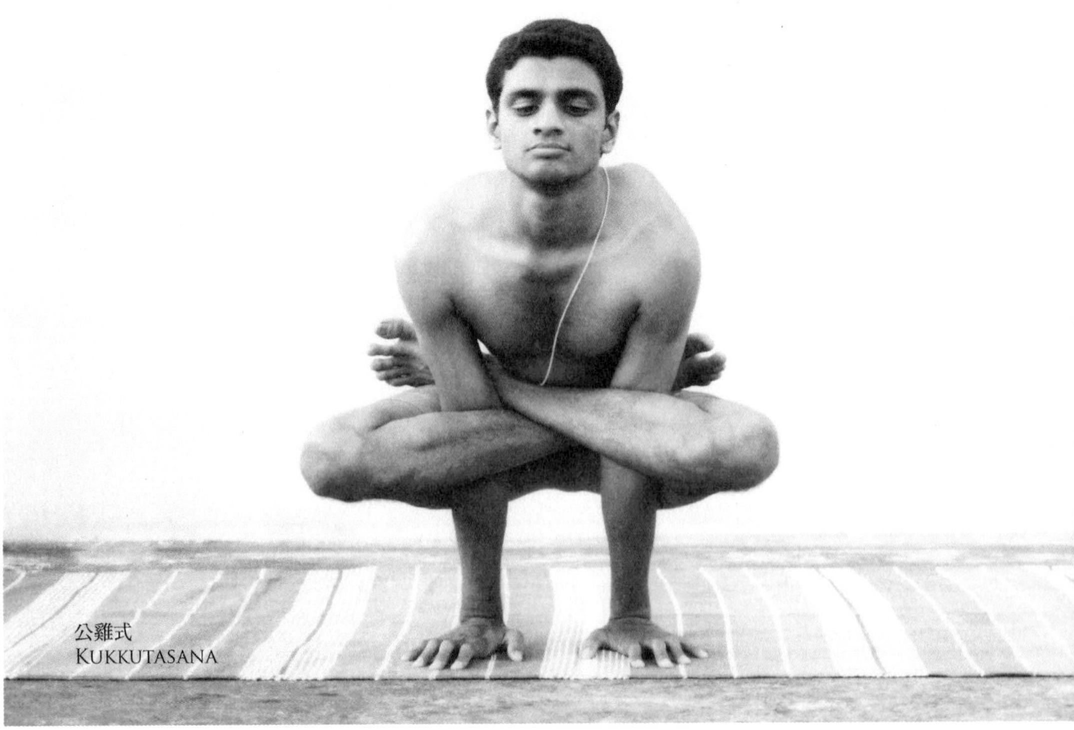

公雞式
KUKKUTASANA

往後滾，同時保持脊椎的弧度，吸氣再往前滾坐上來，以同樣的方式，配合呼吸的順時鐘滾一圈，每次都是吐氣往後，吸氣往前；這是第八個動作。接下來，一邊吸氣，一邊往前滾，雙手按著地板，把整個身體提起來；這是第九個動作。之後的呼吸與動作串聯和之前的體位法一樣。

好處

子宮胎兒式（Garbha Pindasana）可以消除下腹部的脂肪，淨化臍輪，預防肝臟和脾臟的疾病。

21. 公雞式
KUKKUTASANA

公雞式（Kukkutasana）由十四個動作串聯而成，其中第八個動作是真正的體位法（參見照片）。

方式

先做到子宮胎兒式（Garbha Pindasana）的第七個動作，也就是來到蓮花式（Padmasana），並把雙臂塞進大腿和小腿之間的縫隙裡。接著，一邊吸氣，一邊手心推地板，用手的力量把整個身體提起來；這是第八個動作。停在這個體位法的時候，同時練習滾胃（nauli），盡量挺胸直背，再慢慢呼吸。再來，一邊吐氣，一邊慢慢把身體放下來。之後的動作串聯和子宮胎兒式（Garbha Pindasana）一樣。

停留在這體位法的時候，練習者一定要保持呼吸深長，同時抬頭挺胸、打直腰桿。這時候，腳跟會抵著肚臍兩側，練習者也可以練習臍鎖（uddiyana bandha）和滾胃（nauli）。做這個體位法時，不要啟動根鎖（mula bandha）。

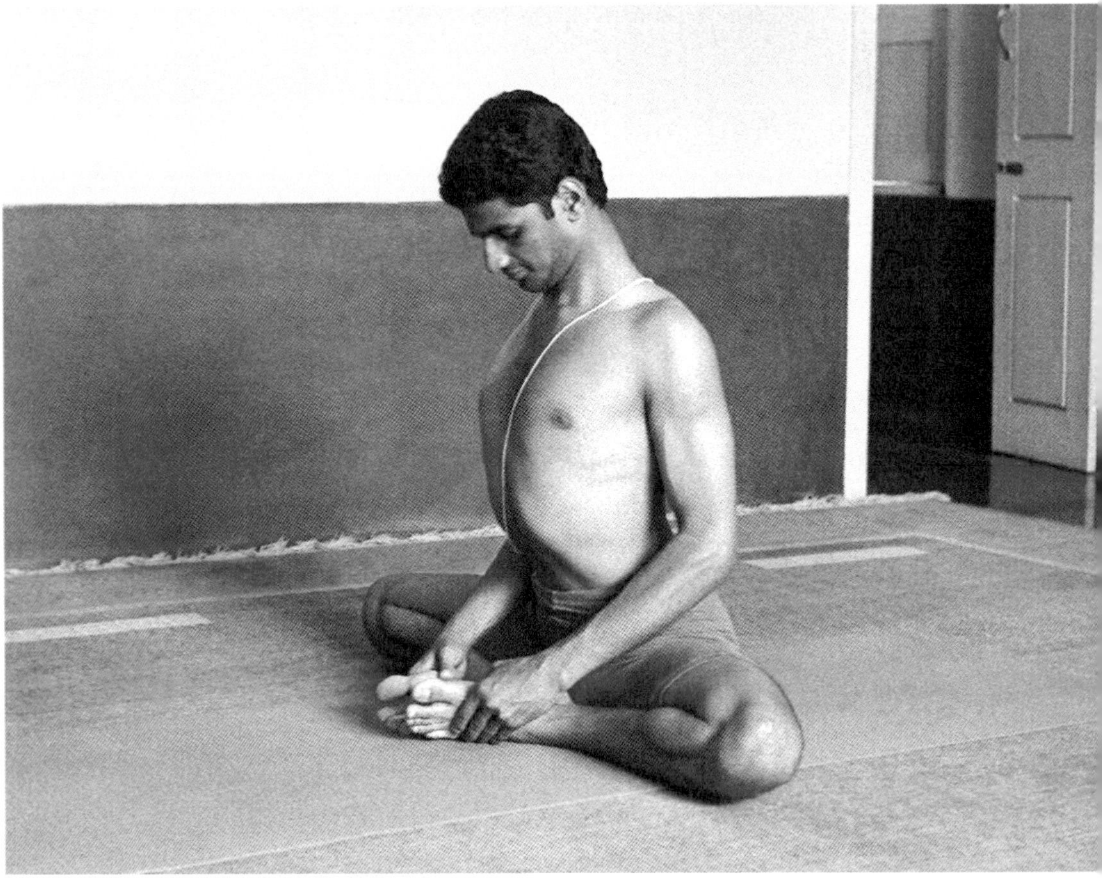

束角式，第七個動作
BADDHA KONASANA, 7TH VINYASA

束角式，第八個動作
BADDHA KONASANA, 8TH VINYASA

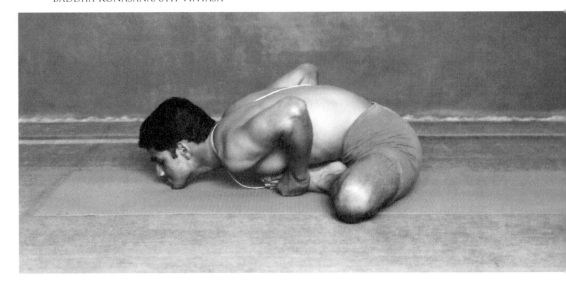

好處

公雞式（Kukkutasana）可以清潔腸道，消除下腹部的贅肉，以及腸胃、尿道的感染，同時也可以改善痰和黏液過多的問題。

22. 束角式
BADDHA KONASANA

這個體位法由十五個動作串聯而成，其中第七和第八個動作是真正的體位法（參見照片）。

方式

前六個動作跟之前的體位法一樣，接著一邊吸氣，一邊仿照西方延展式（Paschimattanasana）的第七個動作往前跳，讓兩腳掌互對，再把兩腳跟拉近肛門和生殖器之間的經脈根部（sivani nadi），用兩手把腳掌心內側翻向上，胸口挺高，雙膝往外貼地；這是第七個動作。然後吐氣時，身體往前傾，讓頭靠在地上，停在這裡盡量呼吸多次；這是第八個動作。之後的動作串聯和先前的體位法一樣。

好處

在體位法停留的時候，練習者必須利用每個吐氣收緊肛門。當我們上提肚子、收緊下腹部和肛門，並持續練習呼吸的時候，便秘或痔瘡等肛門附近的疾病都可以被治癒，練習者就不會有消化不良的問題。梵馬納（Vamana）曾把束角式（Baddha Konasana）喻為最偉大的體位法，還說：「有智慧的練習者練習束角式（Baddha Konasana）時應該收縮肛門，這樣才能消除肛門附近的疾病，我保證此言不虛（Baddhakonasane tishtan gudamakunchayet buddha gudarognivrittih syat satyam satyam bravimyaham）。」很多人都因為練習這個體位法而改善痔瘡

（mulavyadhi）或是瘺管（bhagandara）的困擾。總之，只要持續練習，肛門和生殖器方面的疾病都會獲得治療。

說到這裡，我要特別提醒讀者和練習者一件事情。只要我們持續練習體位法和呼吸法，所有的疾病無疑都會獲得改善；但是如果練習者以為練習體位法就夠了，繼續吃變性（rajasic）和惰性（tamasic）的食物，那麼他很容易就會誤入歧途，反而更容易生病。

有肛門方面疾病的人適合吃悅性（sattvic）和油質的的食物，例如牛奶、淨化奶油（ghee）、半糊的酸奶酪，其中又以較為清淡的食物為佳。總之，我們應該吃純淨、愉悅的食物。這樣一來，就算身體有病，練習體位法和呼吸法之後，身體、心智、感官、思維都會越來越健康強壯，這樣才可能慢慢的往內在練習下一支感官收攝（pratyahara）。有些人無法嚴格控制飲食，受不了只吃悅性食物；若是這樣，也無需失望、冷感，更不要因此放棄瑜伽練習。我們應該在自己的能力範圍內，好好追求瑜伽、控制飲食，盡可能練習攝取悅性食物。

23. 坐姿開腿前彎式
UPAVISHTA KONASANA

坐姿開腿前彎式（Upavishta Konasana）由十五個動作串聯而成，其中第八、第九個動作是真正的體位法。呼吸與動作的串聯方式跟先前的體位法一樣。

方式

先把拜日式 A（First Surya Namaskara）的前六個動作做一遍，

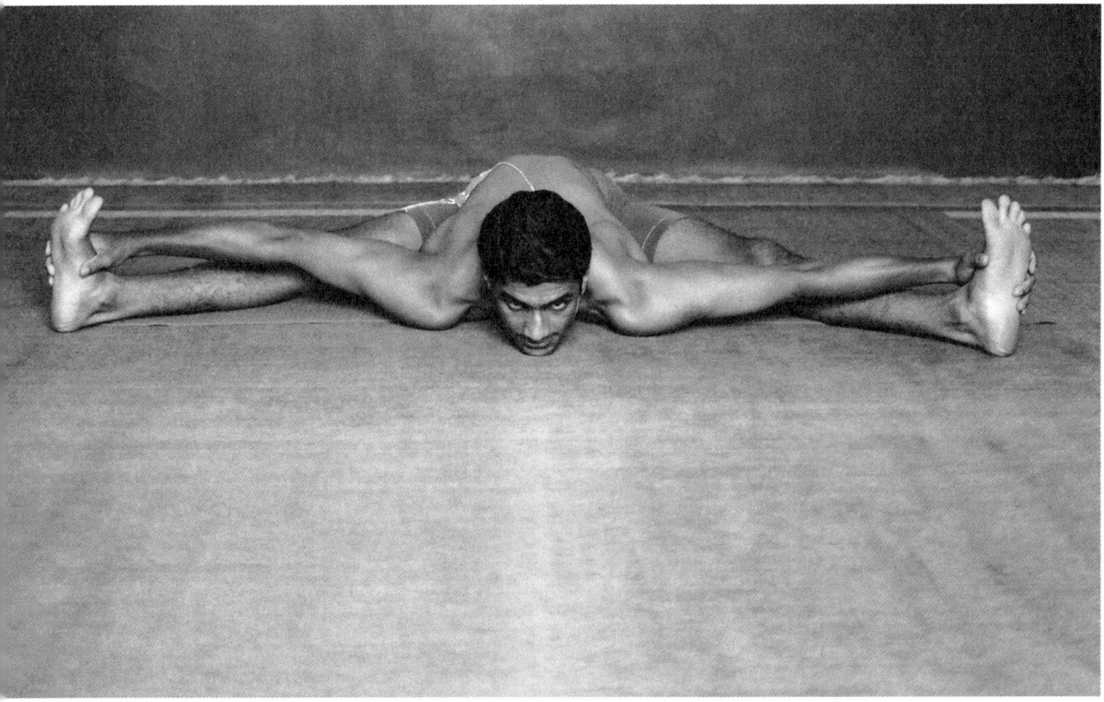

坐姿開腿前彎式，第八個動作
Upavishta Konasana, 8th Vinyasa

坐姿開腿前彎式，第九個動作
Upavishta Konasana, 9th Vinyasa

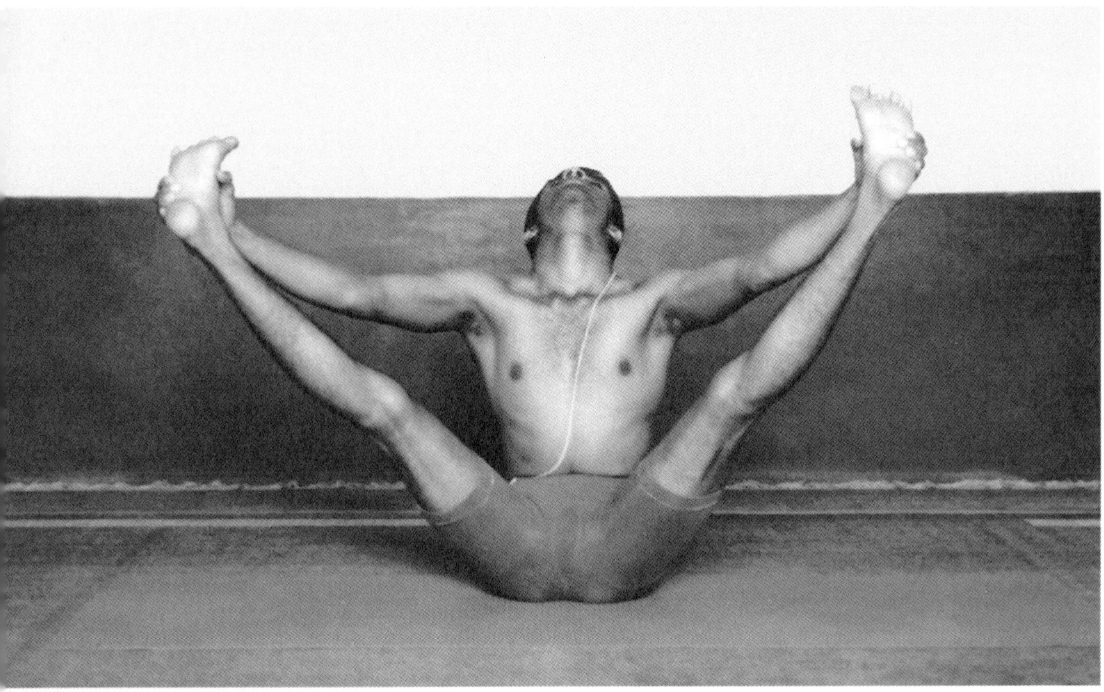

接著一邊吸氣，一邊用手臂的力量撐著身體，雙腿不碰地的跳穿雙臂間，雙腿盡量張開伸直，兩手抓住腳掌外側，抬頭挺胸；這是第七個動作。然後吐氣時，將腹部內收，慢慢的把頭和胸口放在地上，停在這裡盡量慢慢的呼吸多次；這是第八個動作（等到練習越來越穩定後，停留在體位法時，也可以把下巴放在地上）。再來，吸氣時把頭抬高，吐氣時繼續抓著腳掌外側，再一個吸氣，讓身體坐高上來，只剩下臀部在地上平衡，兩手仍然抓著腳，雙腿繼續張開伸直，就像第八個動作一樣，胸椎、手臂、腰桿都打直，目光往上看，停留在這裡盡量呼吸多次；這是第九個動作。之後的動作串聯和先前的體位法一樣。

好處

在坐姿開腿前彎式（Upavishta Konasana）停留時，務必啟動根鎖（mula bandha）以及臍鎖（uddiyana bandha）。肛門和生殖器之間的坐骨神經附近有一條經脈（grdhrasi nadi），如果這條經脈虛弱，腰部就會無力、僵硬，其他經脈也會受到影響；若是再嚴重，連走路、坐下都有困難。透過這個體位法的練習，這些身體不適都會消失。當坐骨神經附近的經脈暢通了，其他的經脈以及器官也會變強壯，就不會有胃脹氣的現象，同時也可以治癒腸胃的異常蠕動。坐姿開腿前彎式（Upavishta Konasana）不適合懷孕婦女練習，除此之外，它對男男女女都很有幫助。

24. 睡姿開腿前彎式
Supta Konasana

睡姿開腿前彎式（Supta Konasana）由十六個動作串聯而成，其中第八個動作是真正的體位法。

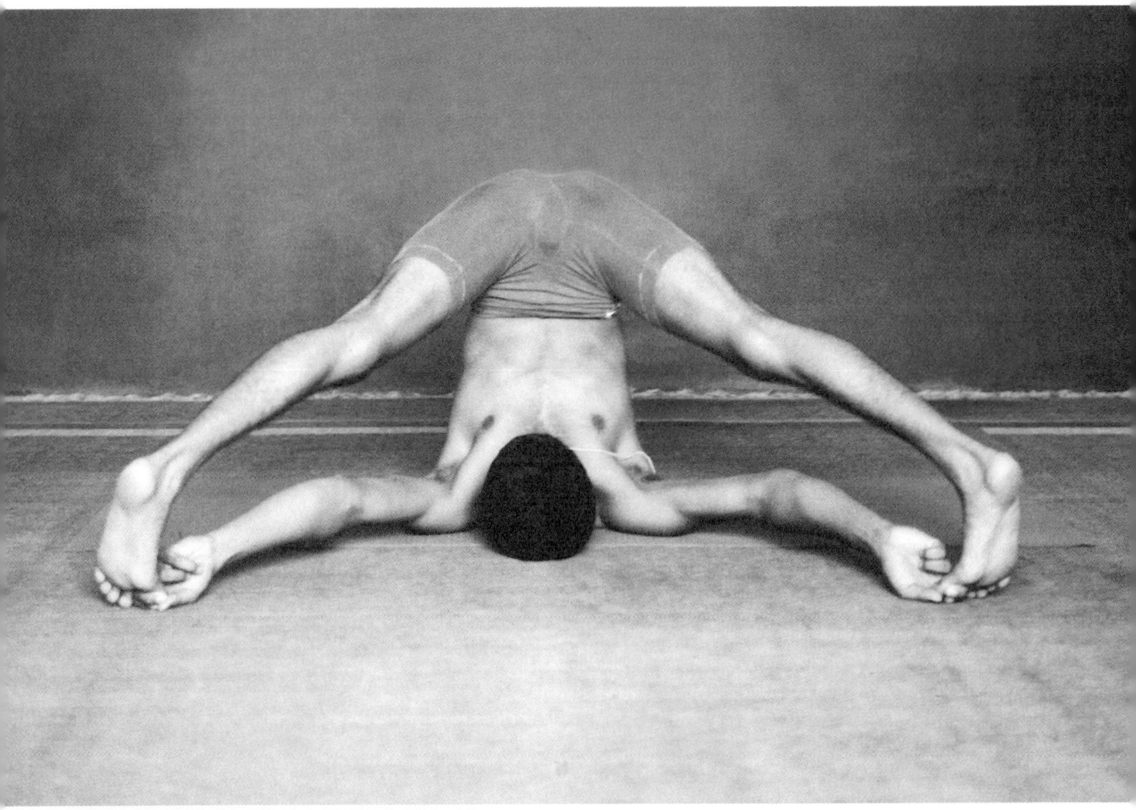

睡姿開腿前彎式
SUPTA KONASANA

方式

一開始，先把拜日式 A（First Surya Namaskara）的前六個動作做一遍，接著一邊吸氣，一邊仿照西方延展式（Paschimattanasana）的方式往前跳穿後躺下，雙腿有力的打直併攏；這是第七個動作。一個吐氣後，一邊吸氣，一邊把雙腿抬高，吐氣時再把兩腿從頭上往後大大的張開來放在地上，雙手抓住雙腳大拇趾；這是第八個動作。然後一邊吸氣，一邊保持雙腿伸直的滾坐上來，就好像坐姿開腿前彎式（Upavishta Konasana）的第九個動作一樣，吐氣時再有控制的把打直的雙腿放回地上，來到坐姿開腿前彎式（Upavishta Konasana）的第八個動作；這是第九個動作。下一個吸氣時，把頭抬起來；這是第十個動作。之後的動作串聯和先前的體位法一樣。

練習睡姿開腿前彎式（Supta Konasana）時，第八個動作才是真正的體位法。它包含把腿抬起來，好像要進入肩立式（Sarvangasana）一樣，還包含吐氣時把腿往後來到類似鋤式（Halasana）的位置；這時候，練習者要把整個身體的重量放在肩上，雙手抓住腳大拇趾，雙腿張開，盡量深長的呼吸多次。停留的時候，腹部要往內收緊，但是不要啟動根鎖（mula bandha），甚至連臍鎖（uddiyana bandha）都不要啟動。練習者要謹記這一點。

好處

睡姿開腿前彎式（Supta Konasana）的好處和束角式（Baddha Konasana）、坐姿開腿前彎式（Upavishta Konasana）一樣，它可以清潔的坐骨神經附近的經脈（grdhrasi nadi），也可以強化脊椎和腰部。

25. 睡姿手抓腳趾前彎式
SUPTA PADANGUSHTASANA

睡姿手抓腳趾前彎式（Supta Padangushtasana）可分兩部分，第一部分由二十個動作串聯而成，第二部分則由二十八個動作串聯而成。第一部分真正的體位法是第九和第十三個動作，第二部分真正的體位法則是第十一和第十九個動作。停留的時候，練習者一定要練習專注的呼吸。這個體位法和先前的動作不太一樣，所以我要再次提醒大家。

方式（第一部分）

首先，一個吸氣和吐氣，好像準備做肩立式（Sarvangasana）一樣的躺平下來；這是第七個動作。接著，一邊吸氣，一邊把右腿直直的踢到頭上方，左腿也打直，右手穩穩地抓住右腳大拇指，左手緊緊按著左大腿，身體躺平在地上，頭不離地；這是第八個動作。再來，一邊吐氣，一邊把頭微微提起來，鼻子貼近打直的右膝，盡量呼吸多次；這是第九個動作。然後吸氣，同時把頭放回地上；這是第十個動作。之後吐氣，把右手鬆開，兩腿打直併攏的放在地上；這是第十一個動作。以同樣的方式重複左邊後，兩腿往後來到鋤式（Halasana）的位置，兩手在耳朵兩旁往下推，讓整個身體往後翻，回到第四個動作的位置，這個動態的動作叫做後翻輪式（Chakrasana），之後的動作串聯和先前的體位法一樣。這是第一部分。

方式（第二部分）

先重複第一部分的一到十個動作，接著吐氣時，把右腿往外打開貼近地板，盡量呼吸多次；這是第十一個動作。再來，吸氣時把腿拉回第八個動作的位置；這是第十二個動作。然後，一邊吐氣，一邊讓鼻子再次貼近膝蓋；這是第十三個動作。接著吸氣時把頭放回地上；這是第十四個動作。左邊的串聯方式和右邊一樣。無論任何體位法，一定都要先練右邊，再練左邊。這就是睡姿手抓腳趾前彎式（Supta Padangushtasana）的第二部分，這兩部分都很重要。

好處

睡姿手抓腳趾前彎式（Supta Padangushtasana）可以清潔、強化腰部、膝蓋、消化道、排泄道，以及輸精管（virya nala）。它

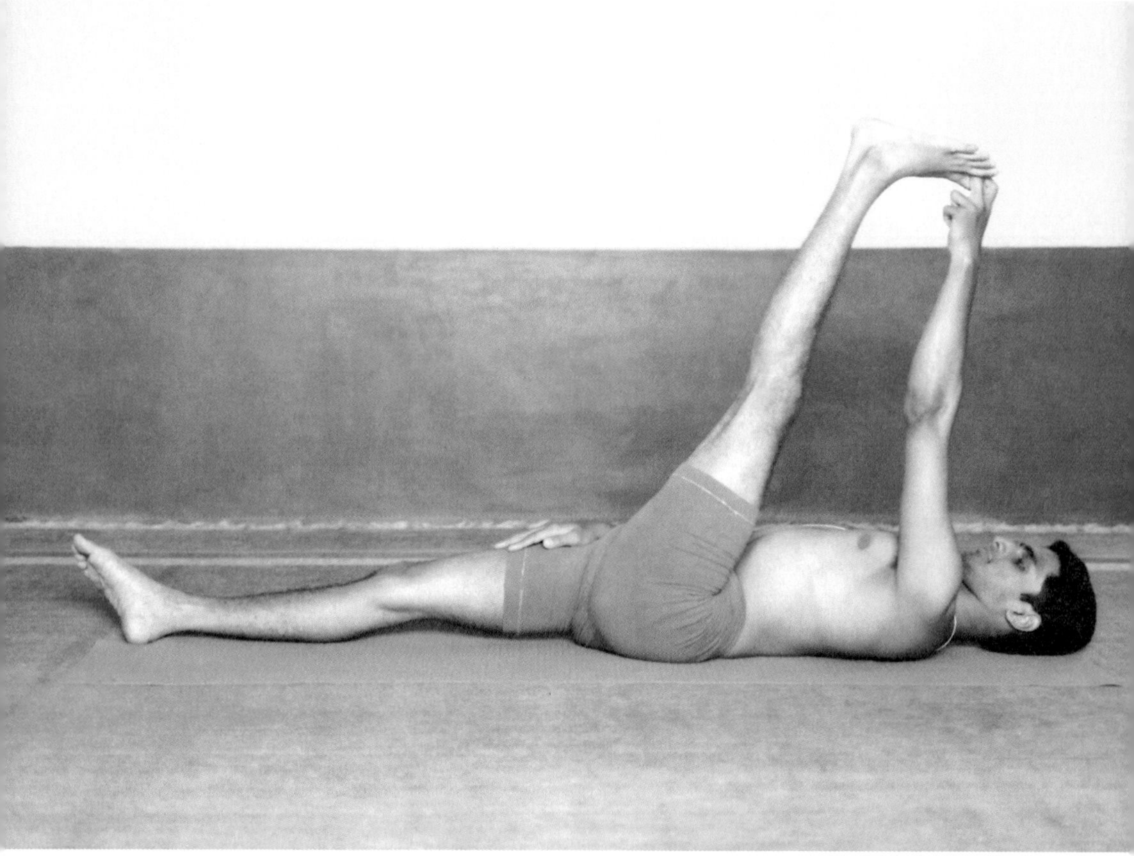

睡姿手抓腳趾前彎式（第一部分）
SUPTA PADANGUSHTASANA

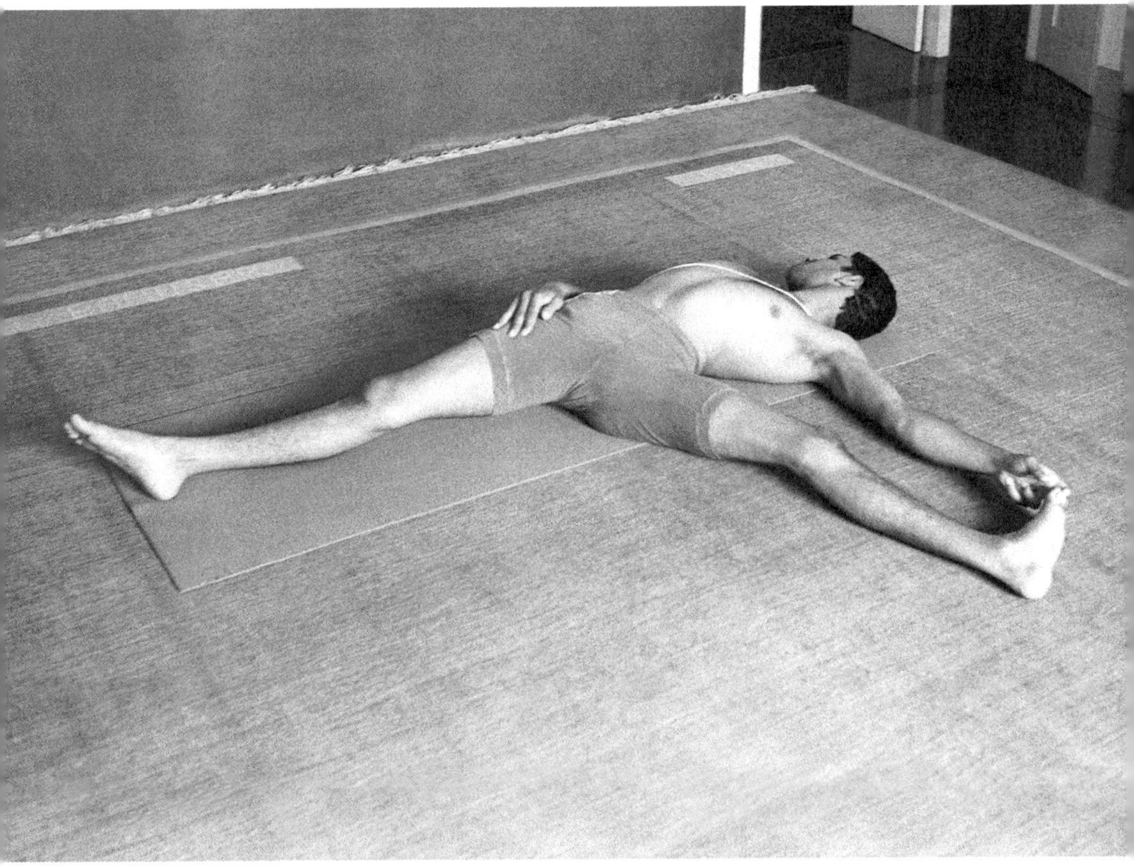

（第二部分）

可以消除身體兩側和腰部不好的贅肉，讓腰部纖細而強壯，身體輕盈。每個人都可以練習睡姿手抓腳趾前彎式（Supta Padangushtasana），只有懷孕婦女例外。

26. 併腿手抓腳趾前彎式
UBHAYA PADANGUSHTASANA

併腿手抓腳趾前彎式（Ubhaya Padangushtasana）由十五個動作串聯而成，其中第九個動作是真正的體位法。

方式

先從頭做到睡姿手抓腳趾前彎式（Supta Padangushtasana）的第七個動作，雙腿併攏躺下來。接著，一邊吸氣，一邊把雙腿提高，好像來到肩立式（Sarvangasana）一樣，吐氣時雙腿往後，來到鋤式（Halasana）的位置，兩腳放在地上，雙手勾住腳大拇趾；這是第八個動作。再來，吸氣時，雙手繼續抓著腳大拇趾不放，一邊往前滾坐上來，好像船式（Navasana）般平衡在地上，停留在這裡呼吸；這是第九個動作。後面的動作串聯跟之前的體位法一樣。

練習者要注意，第八個動作包含一個吸氣和吐氣。停留在第九個動作時，盡量慢慢的深呼吸多次，同時要抬頭挺胸並收腹。

好處

併腿手抓腳趾前彎式（Ubhaya Padangushtasana）可以潔淨肛門、腰部、胃部、生殖器，並暢通中脈下方的三個結（granthi traya）[5]，它同時可以治療小便時的灼熱感。

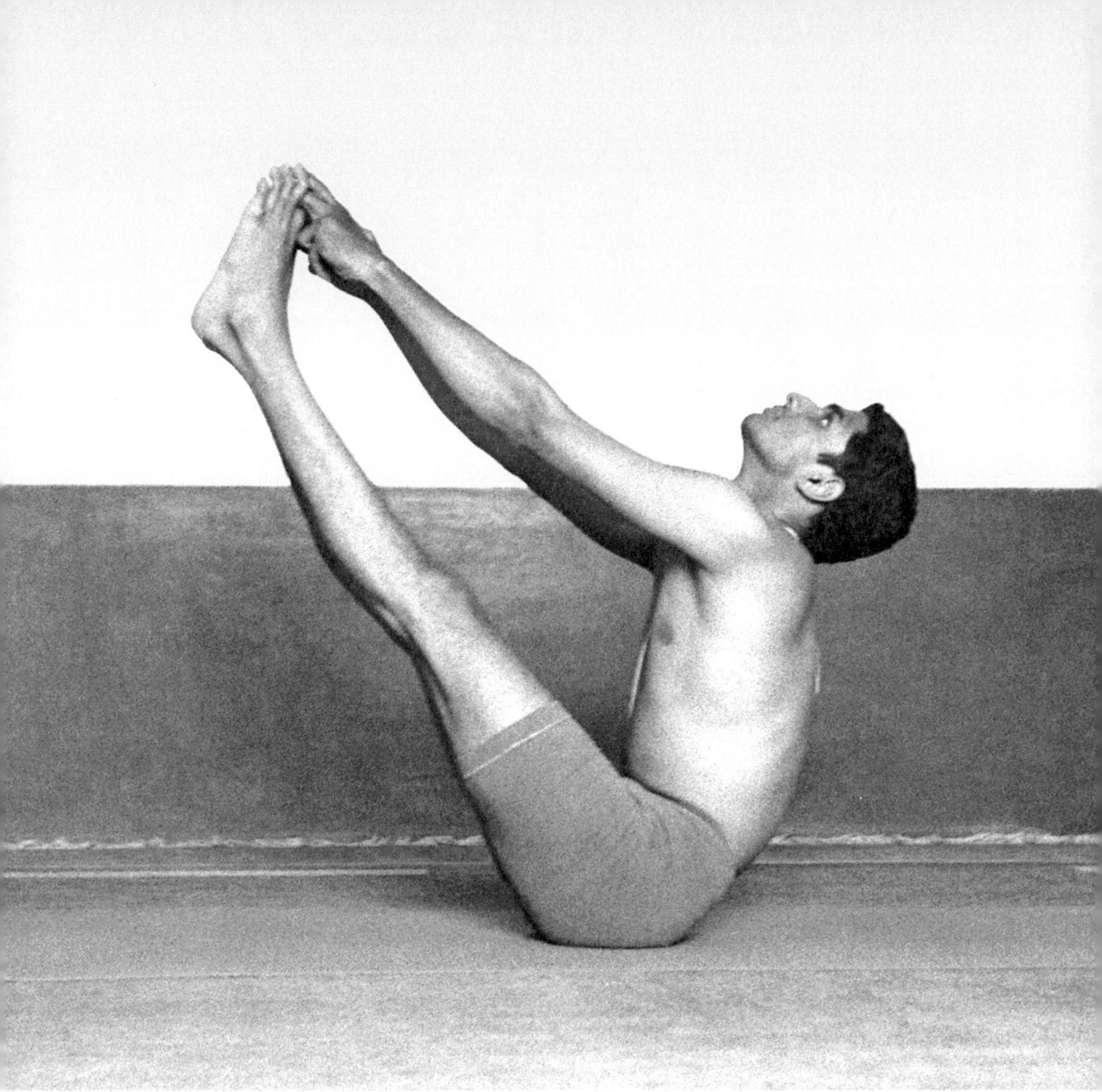

併腿手抓腳趾前彎式
UBHAYA PADANGUSHTASANA

5 這三個結指的是 Brahma Granthi、Vishnu Granthi，以及 Rudra Granthi。它們屬於身體細微的能量層面，會阻擋中脈的生命能運行。

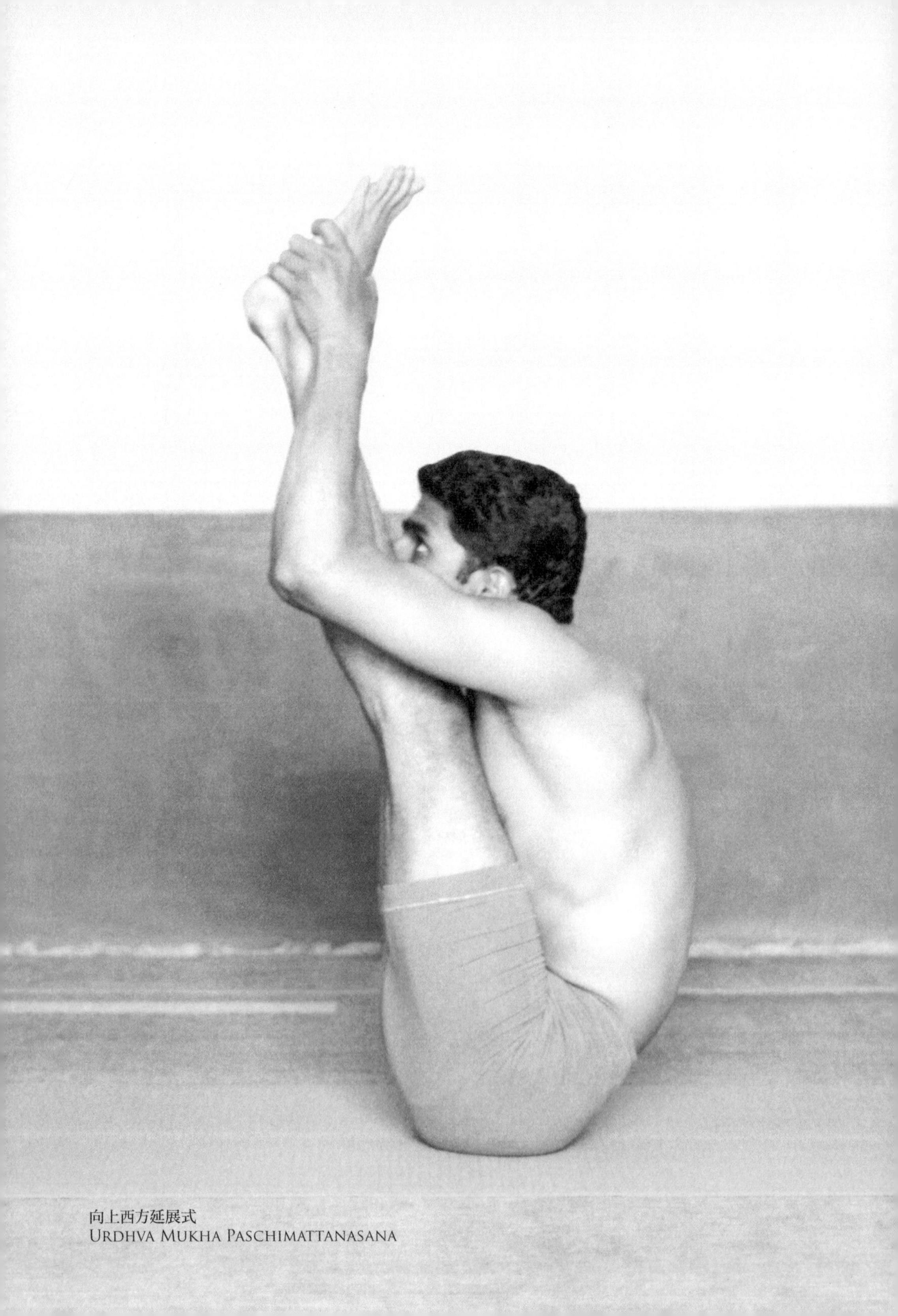

向上西方延展式
Urdhva Mukha Paschimattanasana

27. 向上西方延展式
Urdhva Mukha Paschimattanasana

向上西方延展式（Urdhva Mukha Paschimattanasana）由十六個動作串聯而成，其中第十個動作是真正的體位法。

方式

一開始先重複併腿手抓腳趾前彎式（Ubhaya Padangushtasana）的一到八個動作，不過這次躺下後抓的地方是靠近腳跟處的腳掌外側。接著，一邊吸氣，一邊滾到併腿手抓腳趾前彎式（Ubhaya Padangushtasana），只有臀部穩穩平衡在地上，身體坐挺，膝蓋打直，持續抓著腳掌而非腳大拇趾；這是第九個動作。然後吐氣時，再慢慢把臉貼近膝蓋，停在這裡呼吸；這是第十個動作（參見照片）。再來，慢慢吸氣，回到第九個動作坐挺。後面的動作串聯和西方延展式（Paschimattanasana）一樣。

好處

向上西方延展式（Urdhva Mukha Paschimattanasana）可以淨化下背的結（katti granthi）、食道，以及肛門和肚臍間的生殖輪（swadishtana chakra）。生殖輪潔淨之後，身體就會輕盈有力，活動就會輕鬆自由，不再受到疾病等障礙的折磨。

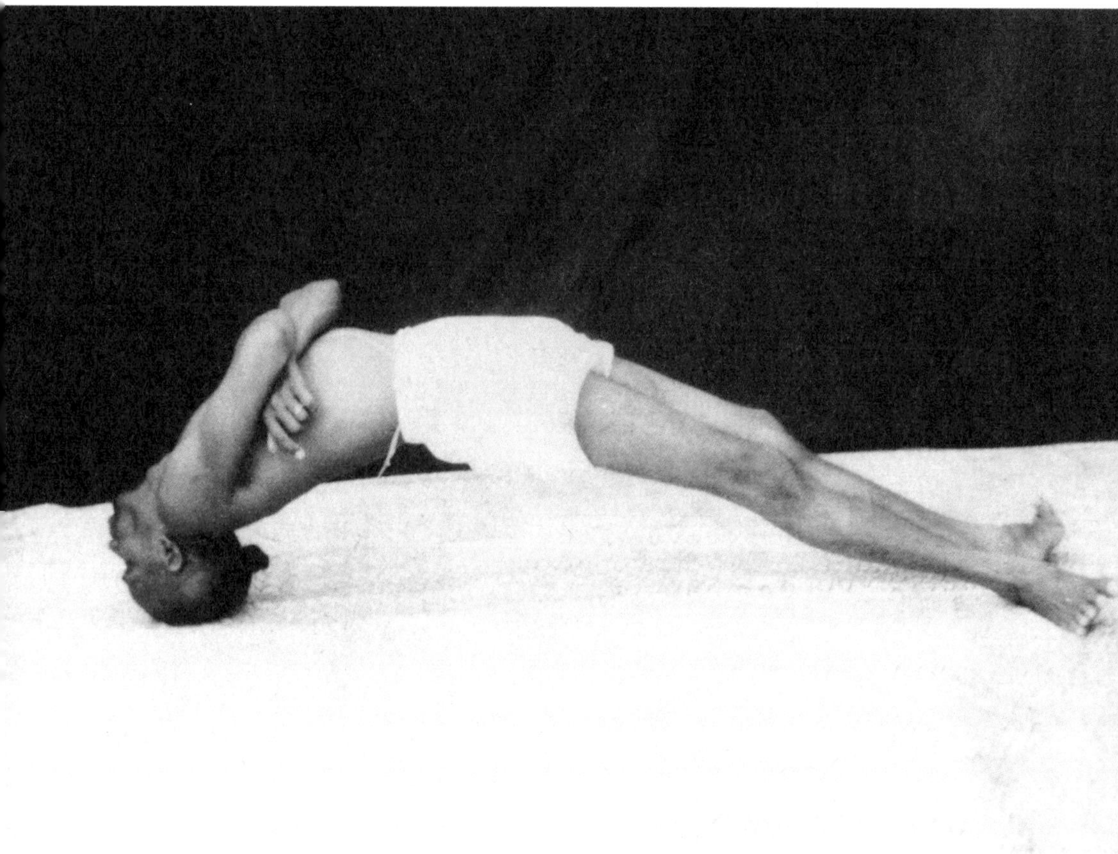

橋式
Setu Bandhasana

28. 橋式
SETU BANDHASANA

橋式（Setu Bandhasana）由十五個動作串聯而成，其中第九個動作是真正的體位法。

方式

先仿照先前的體位法，把一到六個動作重做一次，接著像睡姿手抓腳趾前彎式（Supta Padangushtasana）一樣躺下來就好；這是第七個動作。接著，吸氣後吐氣，同時微微彎曲膝蓋，腳跟相碰，小腳趾穩穩貼著地板，頭往後仰，頭頂靠地，胸口上提，停在這個後彎的姿勢裡；這是第八個動作。再來，雙手互抱在胸前，一邊吸氣，一邊把腰和背都往上提高，只有頭頂和雙腳在地上，停在這個位置盡量呼吸多次；這是第九個動作。然後慢慢吐氣，同時躺回地上；這是第十個動作。接著，吸氣時兩腿打直往後翻，兩手在頭兩側往下推，讓整個身體往後滾過去，吐氣時再回到拜日式A（First Surya Namaskara）的第四個動作；這是第十一個動作。後面的動作串聯和先前的體位法一樣。

好處

橋式（Setu Bandhasana）可以清潔、強化頸部和海底輪（muladhara chakra），並增強消化之火（jathara agni），同時有助於清潔、強化食道、心臟，和肺部。

到目前為止的體位法都經過有系統的編排，練習者必須照著以上順序一一練習，才能有效淨化所有的器官。我們也不能顧此失彼，每一個體位法都要平均練習，好讓全身的肌肉平衡、健全。總之，練習者必須懷抱堅定的信念，逐一練習以上的體位法。

以上介紹的體位法大多有療癒的功效，簡稱為瑜伽療癒（yoga chikitsa），有些也有淨化的功能（shodhaka），男男女女都可以練習，但是懷孕四個月以上的婦女除外[6]。年長者若有智慧的練習，會發現身體日漸柔軟、輕盈，越來越容易控制行動。然而，這並不意味大家可以跟著照片或書本練習，練習者一定要在合格的老師指導下學習體位法。我之所以一再強調這一點，就是希望大家銘記在心。

練習完以上一系列的動作之後，以下的體位法對任何人都非常有益，每天都該練習。若時間允許，最好也可以把之前介紹的動作練一遍；若時間不夠，也不需要練習先前所介紹的每一個體位法，但是不論練多少，都要照著規矩，有系統的一個接一個做。當練習越來越穩定之後，練習者最好可以每天空出一段時間，把整套動作完整的練習一遍。我再次強調，以下介紹的動作有助身心健康，每天都要練習。

29. 肩立式
SARVANGASANA

肩立式（Sarvangasana）由十三個動作串聯而成，其中第八個動作是真正的體位法。以下的五個動作都很類似肩立式（Sarvangasana），所以最後再一次說明它們的好處。

方式

一開始，先把拜日式 A（First Surya Namaskara）的前六個動作做一遍，接著一邊吸氣，一邊仿照西方延展式（Paschimattanasana）

6 懷孕婦女不能練習的體位法是聖者馬里奇式 D（Marichyasana D）以及子宮胎兒式（Garbha Pindasana）

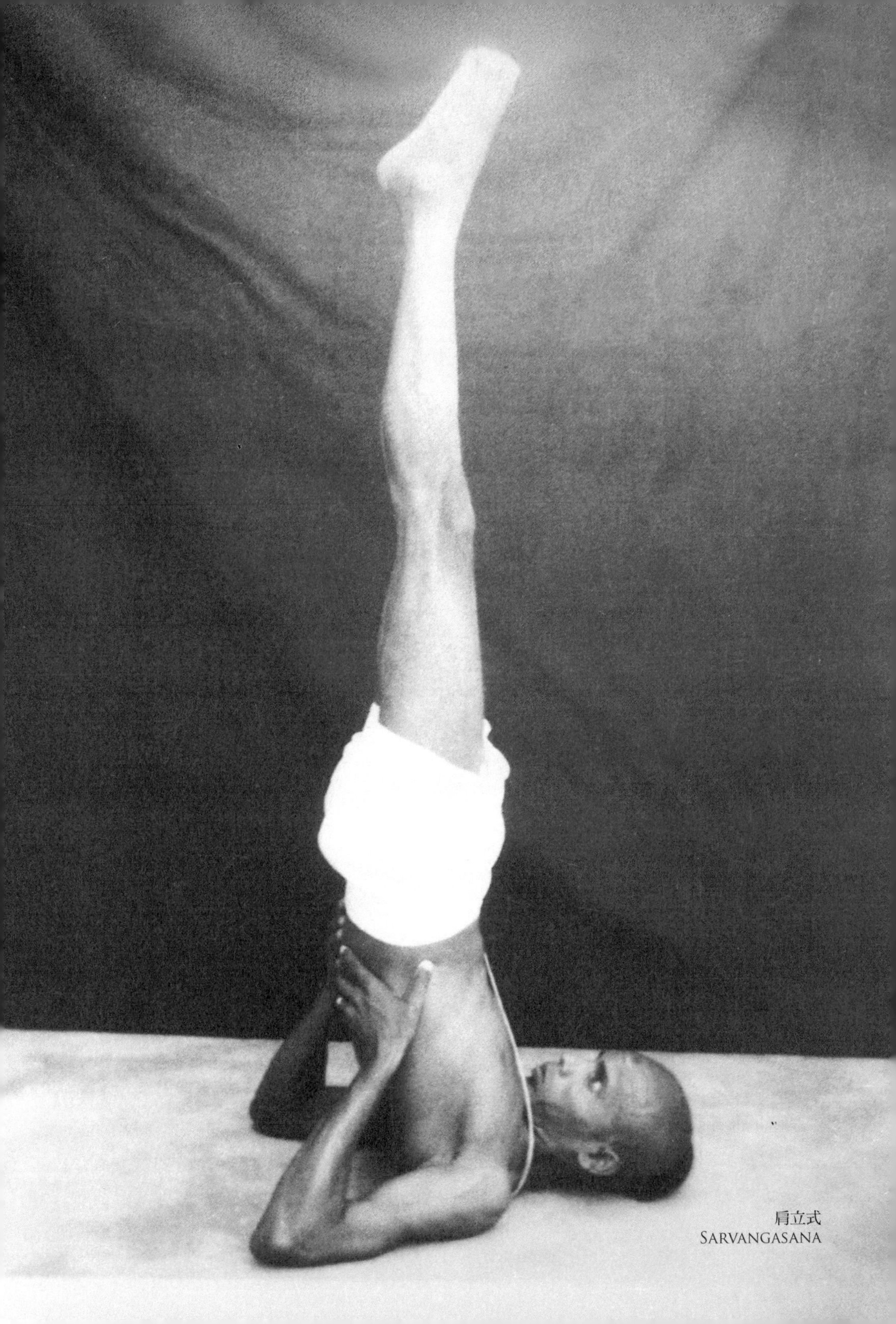

肩立式
SARVANGASANA

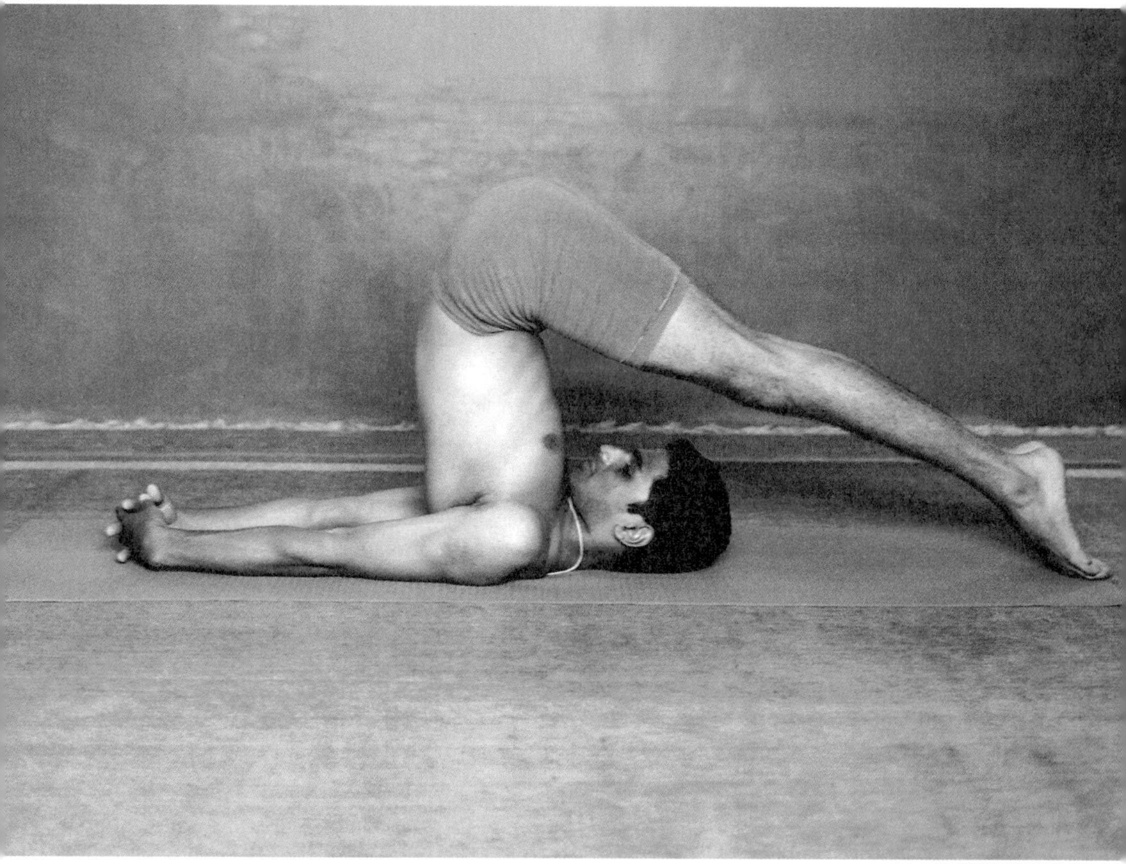

鋤式
HALASANA

的方式往前跳穿後躺下，手在身體兩邊，雙腿打直併攏；這是第七個動作，停在這個位置深呼吸四到五次。再來，雙腿保持有力的打直併攏，一邊吸氣，一邊慢慢往上提起雙腿，雙手撐著腰，手肘推地，用肩膀支撐身體的重量；這是第八個動作（在第八個動作中，下巴貼著胸口，雙腿打直，兩隻腳大拇趾正好在鼻子上方。參見照片）。在這個位置慢慢的深呼吸，停留五、十、十五，甚至三十分鐘，再一邊吐氣，一邊把腿朝頭的方向放下來，雙手在頭兩側往下推，讓整個身體往後翻，最後再把頭抬起來，回到拜日式A（First Surya Namaskara）的第四個動作；這是第九個動作。後面的動作串聯和先前的體位法一樣。

30. 鋤式
HALASANA

鋤式（Halasana）由十三個動作串聯而成，其中第八個動作是真正的體位法。

方式

一開始的前七個動作跟肩立式（Sarvangasana）一樣，接著一邊吸氣，一邊把雙腿併攏，往上提起來，好像肩立式（Sarvangasana）一樣，吐氣時再慢慢把腿往頭的方向放下來，雙腿打直，腳放在地上，雙手在背後十指互扣，手臂伸直有力，下巴抵著胸口，不能屈膝，盡量慢慢的深呼吸多次；這是第八個動作。後面的動作串聯和肩立式（Sarvangasana）一樣。練習者要注意，第八個動作包含了吸氣和吐氣。

31. 膝蓋夾耳式
KARNAPIDASANA

這個體位法由十三個動作串聯而成，其中第八個動作是真正的體位法。

方式

一開始像做肩立式（Sarvangasana）一樣的躺下來；這是第七的動作。接著吸氣，來到肩立式（Sarvangasana）的第八個動作，吐氣時好像進入鋤式（Halasana）一樣，把腿往頭的方向放下來，膝蓋彎曲的放在地上，緊緊夾住耳朵，雙手在背後十指互扣，手臂伸直貼地，盡量呼吸多次；這是第八個動作。停留的時候，腹部要完全內收，但是不要收緊肛門。

32 向上蓮花式
URDHVA PADMASANA

向上蓮花式（Urdhva Padmasana）由十四個動作串聯而成，其中第九個動作是真正的體位法。

方式

一開始先做到肩立式（Sarvangasana）；這是第八個動作。接著吐氣時，停在肩立式（Sarvangasana），只有雙腿互盤；這是第九個動作。停留的時候，收緊肛門，腹部完全內收，雙手推膝蓋，手臂打直，盡量慢慢的呼吸多次。再來，雙腿解開，一個吸氣和吐氣之後，回到第四個動作；這是第十個動作。後面的動作串聯和肩立式（Sarvangasana）一樣。

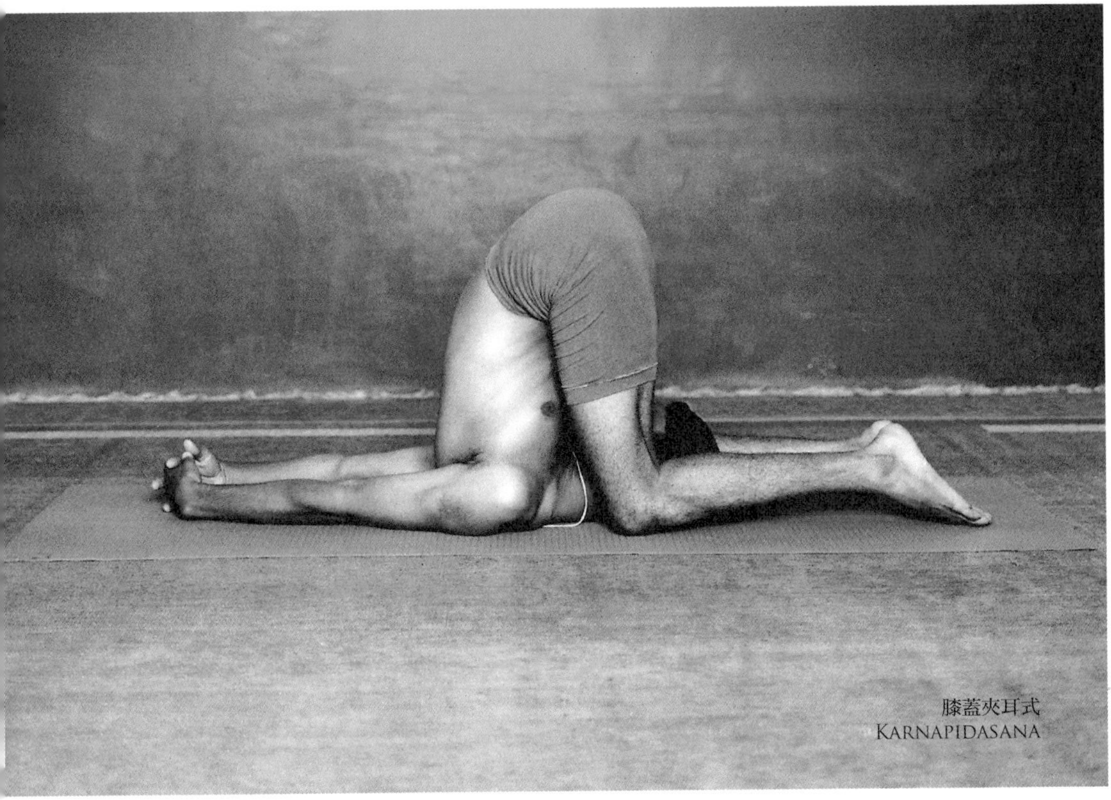

膝蓋夾耳式
KARNAPIDASANA

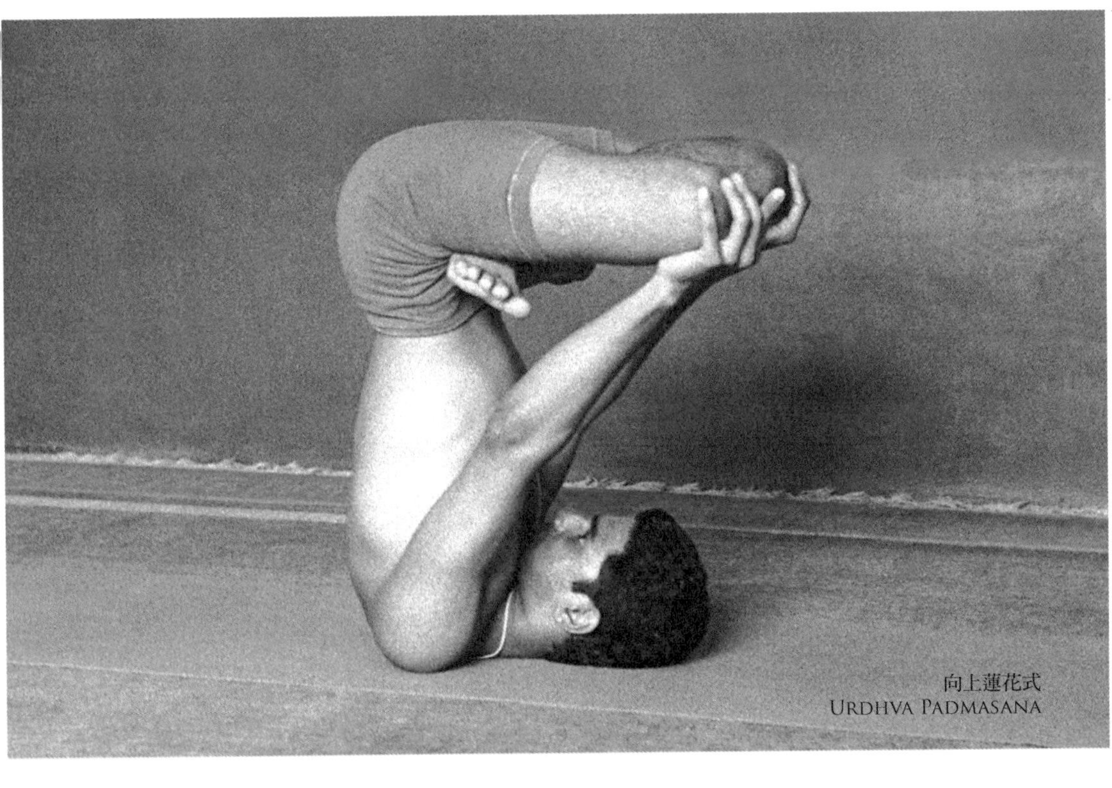

向上蓮花式
URDHVA PADMASANA

33. 胎兒式
PINDASANA

胎兒式（Pindasana）由十四個動作串聯而成，其中第九個動作是真正的體位法。

方式

一開始仿照向上蓮花式（Urdhva Padmasana），一直做到第九個動作；這是第八個動作。接著，一個吸吐，再慢慢把盤好的腿慢慢放下來靠近額頭，雙臂環抱盤好的雙腿，一手扣住另一手的手腕，以肩膀平衡在地上，停在這裡盡量慢慢的呼吸多次；這是第九個動作。後面的動作串聯和肩立式（Sarvangasana）一樣。

大部分接觸過瑜伽的人都知道肩立式（Sarvangasana）。他們或許不知道動作串聯的方式，但是多多少少都聽過肩立式（Sarvangasana）。然而，很少人知道其他與肩立式（Sarvangasana）相關的體位法，也不知道該怎麼呼吸，或是該停留多久；這是因為大多數人都是從書本上獲得瑜伽的相關知識；寫書者或許出於對瑜伽科學的熱愛與尊敬而著作，但是卻缺乏足夠的知識。如果你讀過這些書，你會發現書中很少提及體位法之間的關聯性，更不會提到何時該吸氣、何時該吐氣，每一本書中的練習方式也有許多分歧。

我認為老師有必要告訴練習者正確練習的道理。寫這本書的時候，我盡量有系統的逐一介紹每個動作；若練習者正確的遵循我的方式練習，就會獲得應有的好處。當今社會對瑜伽科學常常懷抱著各種恐懼與迷思，唯有照著傳統典籍中的方式來練習，體驗到練習的美好，才能消除這些恐懼與迷思，讓瑜伽的香火延續下去。若對瑜伽的知識博大精深，就應該培育子弟，引導他們走向正途，把瑜伽發揚光大，造福世界。有些人只會

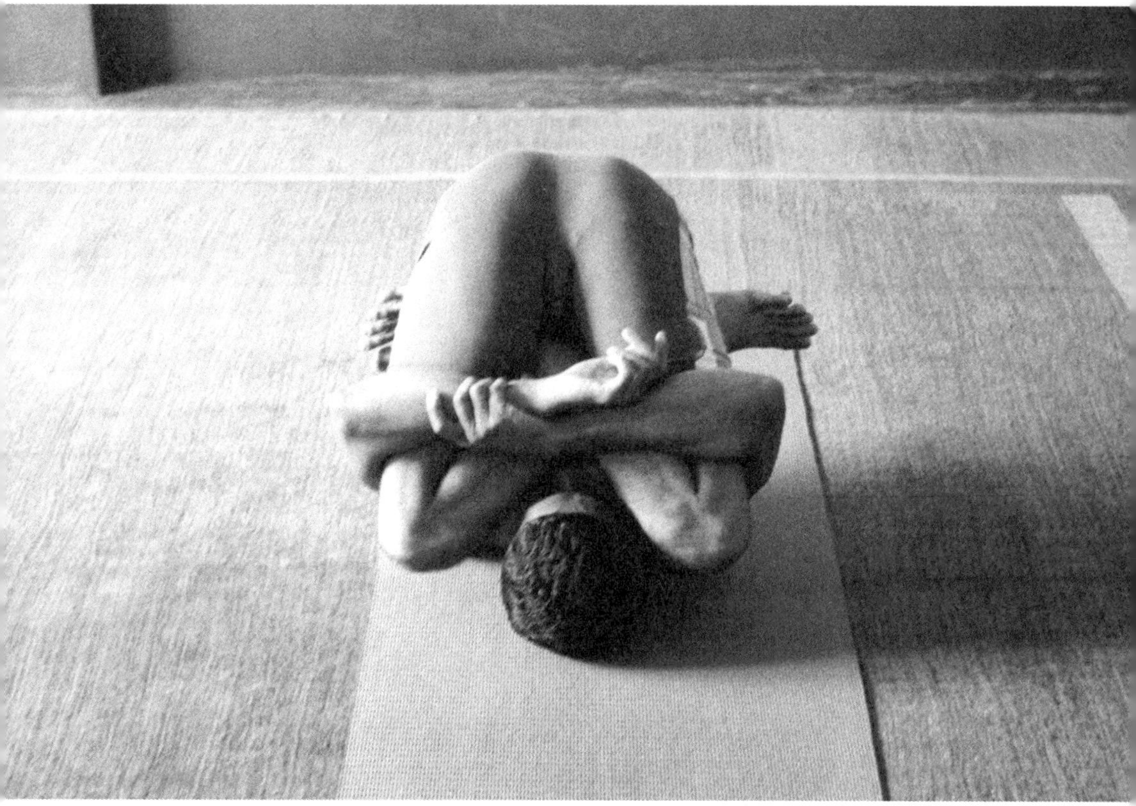

胎兒式
PINDASANA

說：「做就好了，會有好處的。」這樣是不夠的。好的老師一定要能解釋箇中道理，並以身作則，這是瑜伽的終極目標。

經典文獻把肩立式（Sarvangasana）和頭倒立式（Shirshasana）歸類為倒立（viparita karani）[7]，這兩個體位法對瑜伽練習而言，就像國家的國王、大臣一般重要。體位法的練習應該從拜

7 viparita karani 意指反向、顛倒，也就是倒過來的動作，肩立式和頭倒立式就是其中代表。

日式開始，接著循序做完所有的動作，最後以這七個動作收尾：肩立式（Sarvangasana）、鋤式（Halasana）、膝蓋夾耳式（Karnapidasana）、向上蓮花式（Urdhva Padmasana）、胎兒式（Pindasana）、魚式（Matsyasana），和併腿延展式（Uttana Padasana），順序不能更改。

我再次強調，這七個體位法必須照規矩練習，做完之後絕不能回頭做先前的體位法，例如西方延展式（Paschimattanasana）。這五個體位法和之後要介紹的魚式（Matsyasana）、併腿延展式（Uttana Padasana）、頭倒立式（Shirshasana）應該要放在最後練習，否則可能會對練習者造成傷害。大家一定要遵守我說的規則，絕不能輕忽。

29 到 33 號體位法的好處

這些動作抑或強化頭部的肌肉，抑或淨化身體，有的還可以潔淨、強化內在的經脈、脈輪、血管和神經系統，平衡我們的督夏、消化系統，並增強消化之火。

在正常的情況下，我們所吃的食物和膽汁混合，消化過後的精華就會變成血液。每三十二滴血會轉化為一滴生命能，累積三十二滴生命能就會轉化為一滴生命甘露（amrita bindu）。生命甘露會在全身上下流竄，強化、滋養我們的身體。只要身體裡還有生命甘露，肉體就有生命力；而隨著生命甘露流失，死亡就會漸漸趨近。經典文獻有云：「甘露流失意味死亡，守住甘露即是生命（Maranam bindu patena jivanam bindu dharanat）。」因此，我們必須守住生命甘露，而方法必須正確，唯有肩立式（Sarvangasana）和以上介紹的動作具有這樣的功效。這五個動作可以淨化四肢，讓生命甘露滋養全身。肩立式（Sarvangasana）可以讓血液溫暖，進而淨化心臟、肺臟，以及其他器官，這也就是它之所以叫做 Sarvangasana 的原因[8]。

持續練習這五個動作，可以淨化喉輪（vishuddhi chakra）、心臟、肺臟、四肢、消化系統，以及胃部，同時可以避免行氣不順導致的打嗝、乾咳、便秘、消化不良，和高血壓。這些動作還可以治療氣喘與心臟方面的疾病。醫生相信，風（vata）、火（pitta）、土（kapha）這三種督夏若不調和就會生病。如果體內的土型督夏（kapha dosa）驟增，擴散到肺部，造成黏液增生，就會阻礙呼吸，身體也會變弱。這些疾病都是因為吃了不潔淨的食物、從事不正當的娛樂，或是接觸到病人而感染。

醫生認為，心臟和經脈方面的疾病都是與生俱來的缺陷。醫療方式的效果有限，或許可以讓病患稍微舒緩一陣子，但是終究無法根治這類疾病。吃藥就像以毒攻毒一樣，對抗療法的醫生都拿這類病症束手無策。但是當醫生研究了瑜伽的文獻後，慢慢發現這些身體、心理的病症其實可以透過自然療法治癒，也就是瑜伽練習。

肩立式（Sarvangasana）可以醫治所有疾病，淨化喉輪，還可以守住生命甘露。鋤式（Halasana）則淨化腸道、腰部，以及喉部通道，並強化這些地方。肩立式（Sarvangasana）等體位法可以消除喉嚨的不適與疾病，改善口齒不清，並治療心臟方面的疾病。肩立式（Sarvangasana）還可以潔淨喉嚨根部（kanta kupa），預防窒息，避免體內燥熱導致的皮膚問題。另外，從事音樂相關產業的人若持續練習這個體位法，歌聲也會更優美動聽。

膝蓋夾耳式（Karnapidasana）可以消除耳朵的疾病，例如耳部流血、化膿，或是耳鳴。若輕忽這些問題，嚴重甚至可能

---

8 肩立式（Sarvangasana）的梵文可拆成三個字，sarva 是「全部」，anga 是「肢體」，asana 是「體位法」，也就是對全身、四肢都有益處。

會失去聽力。所以若有這類症狀，最好趁早練習膝蓋夾耳式（Karnapidasana），根治這些毛病。

向上蓮花式（Urdhva Padmasana）可以淨化肛門和尿道，讓脊椎前側堅固穩定。

胎兒式（Pindasana）可以淨化下腹部、脊椎、肝臟、脾臟和胃。

這五個和肩立式（Sarvangasana）相關的動作其實都是前彎，接下來的魚式（Matsyasana）和併腿延展式（Uttana Padasana）則是後彎。

以上五個動作一定要照規矩練習，練習結束之後，絕不能回頭練其他體位法，例如西方延展式（Paschimattanasana）。練完這五個動作之後，再做魚式（Matsyasana）、併腿延展式（Uttana Padasana）和頭倒立式（Shirshasana）。若不依照這樣的順序，將有害練習者的身心，所以請務必遵照我寫的方法做。這是規矩，練習者切勿忘記。

34. 魚式
MATSYASANA

魚式（Matsyasana）由十三個動作串聯而成，其中第八個動作是真正的體位法。

方式

開始的時候，先像準備進入肩立式（Sarvangasana）一樣的躺下來；這是第七個動作。接著吸氣時，雙腿呈蓮花式

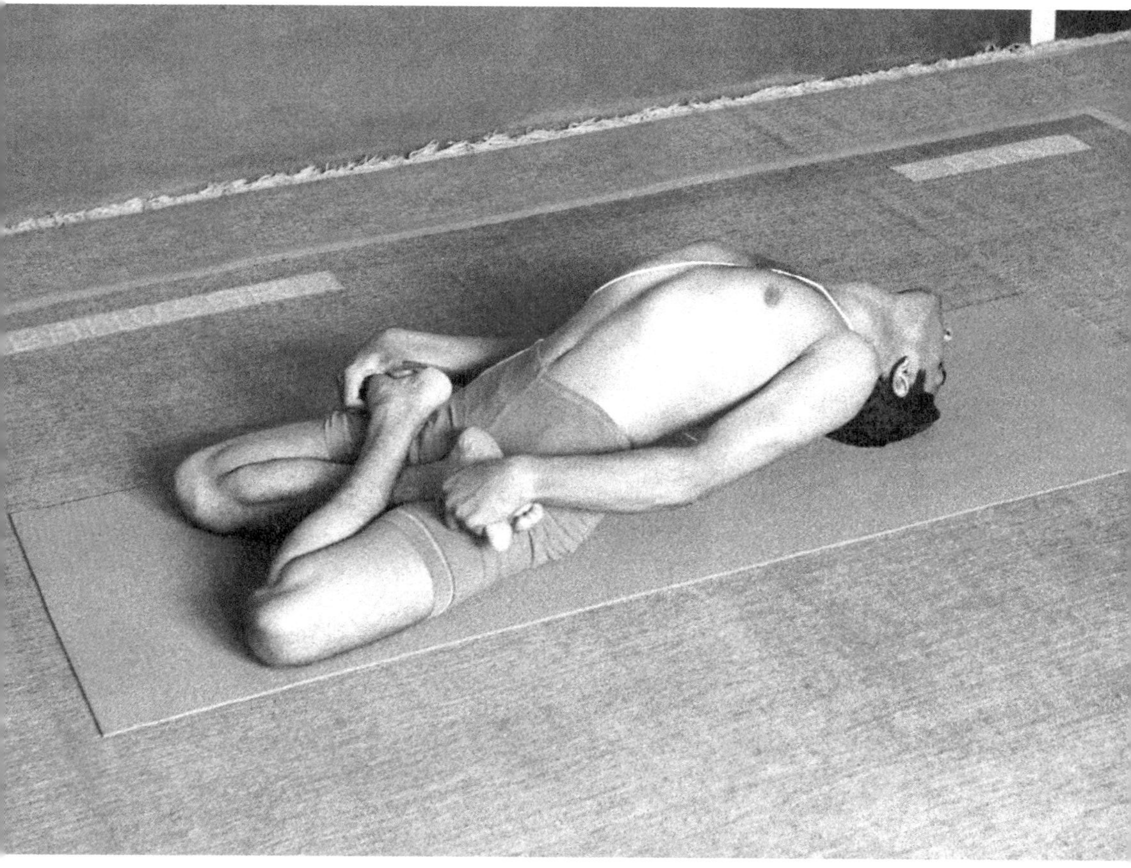

魚式
MATSYASANA

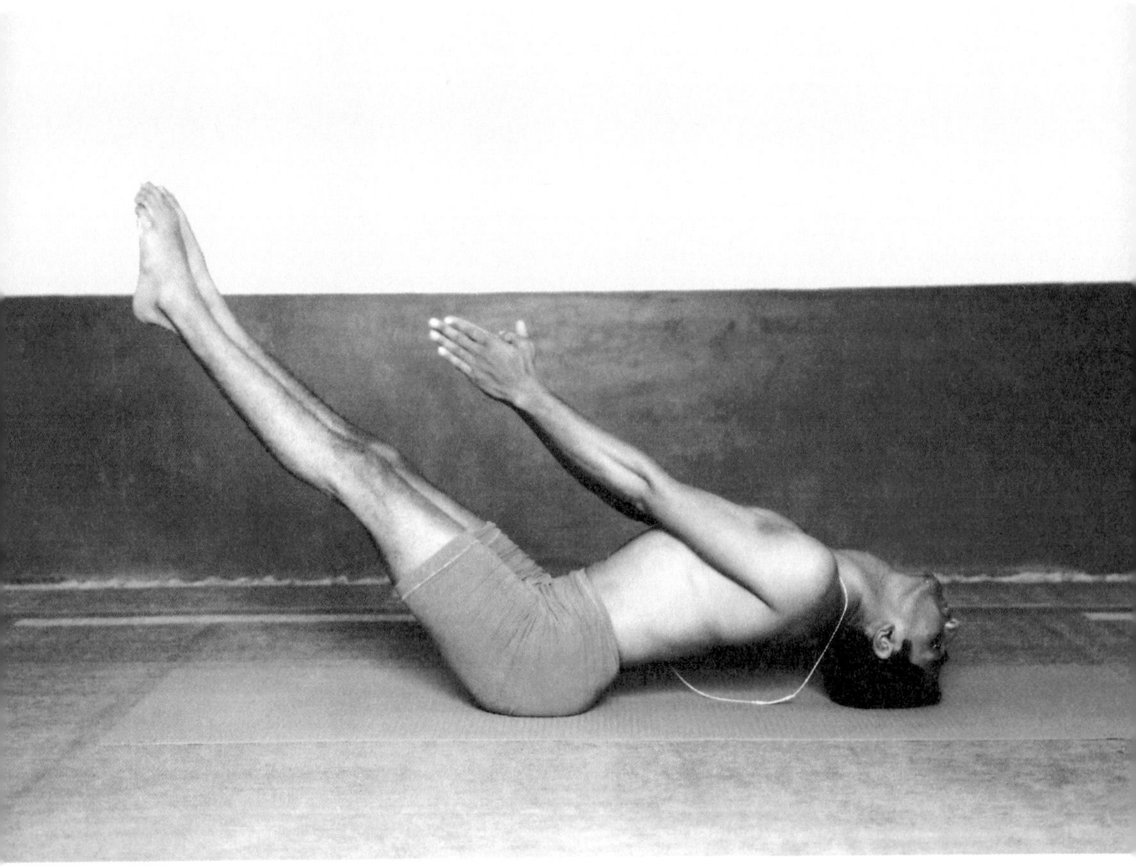

併腿延展式
UTTANA PADASANA

（Padmasana），吐氣時再把手放在頭兩邊往下推，讓上半身上提，頭頂點地，腰部遠離地板，上半身呈現後彎，兩手抓住腳掌，手臂打直，停在這裡盡量呼吸多次；這是第八個動作。再來，一個吸氣後吐氣，慢慢把頭放下來，雙腿解開往後翻，彷彿要進入鋤式（Halasana）一樣，雙手放在耳朵兩邊推地，翻回拜日式 A（First Surya Namaskara）的第四個動作，也就是後翻輪式（Chakrasana），之後的動作串聯和先前的體位法一樣。

35. 併腿延展式
UTTANA PADASANA

併腿延展式（Uttana Padasana）由十三個動作串聯而成，其中第八個動作是真正的體位法。

方式

一開始如同肩立式（Sarvangasana）一樣，從第一個動作做到第七個動作；這也是併腿延展式（Uttana Padasana）的第七個動作。接著好像要做魚式（Matsyasana）一般，讓上半身提上來，頭頂點地，上半身呈現後彎，雙腿像船式（Navasana）一樣提高併攏，雙臂和雙腿平行，雙手合十，全身結實有力，盡量呼吸多次；這是第八個動作。接下來第九個動作和魚式（Matsyasana）一樣，往後翻回拜日式 A（First Surya Namaskara）的第四個動作；這是第九個動作。之後的動作串聯和先前的體位法一樣。

34 和 35 號體位法的好處

魚式（Matsyasana）和併腿延展式（Uttana Padasana）是前面五個體位法的還原式，可以消除練習先前五個動作所產生的肩膀和腰部不適。它們同時可以淨化食道、肛門、肝臟和脾臟，增

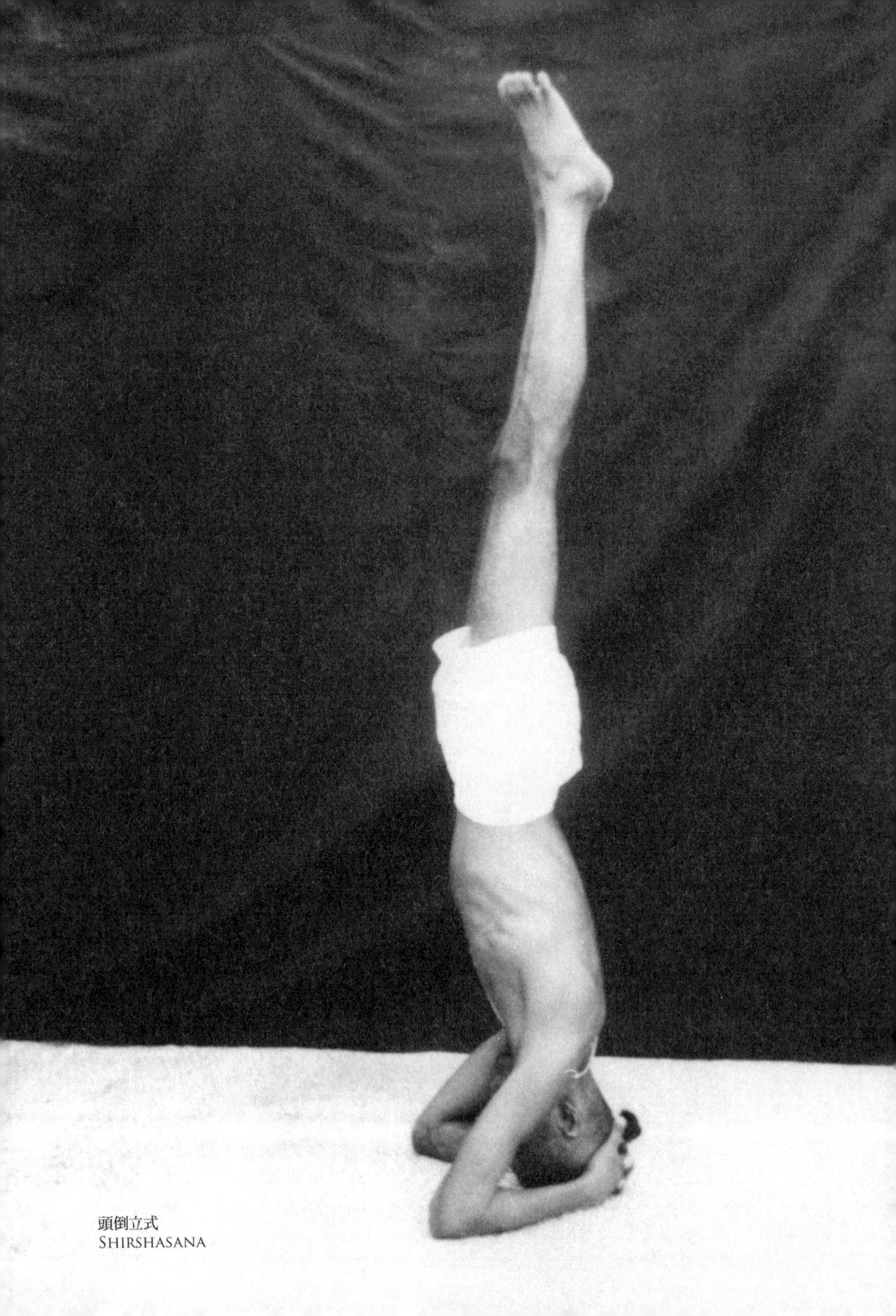

頭倒立式
SHIRSHASANA

強腰部和頸部的力量。魚式（Matsyasana）和併腿延展式（Uttana Padasana）一定要接在肩立式（Sarvangasana）等動作之後練習。

我已經詳細介紹過這七個體位法和個別的串聯方式，希望練習者可以對它們有深刻的體會。然而，練習者其實不需要把每個體位法的串聯從頭到尾做一次，這樣很花時間。當練習越來越穩定、呼吸越來越順暢之後，練習者可以把這些動作整合在一起，肩立式（Sarvangasana）做完，直接把腿放下來變成鋤式（Halasana），再屈膝變成膝蓋夾耳式（Karnapidasana），之後變成向上蓮花式（Urdhva Padmasana）、胎兒式（Pindasana），一個吸氣後，吐氣時變成魚式（Matsyasana），接著進入併腿延展式（Uttana Padasana），最後一個吸吐，順勢做一個後翻輪式（Chakrasana）。練習者要記住這個方法。

36. 頭倒立式
SHIRSHASANA

有些人把這個體位法稱為 Kapalasana 或 Viparita Karani，但是最普遍的名字還是頭倒立式（Shirshasana），因此我們也採用這麼名字。頭倒立式（Shirshasana）由十三個動作串聯而成，其中第八個動作是真正的體位法。（懷孕婦女應避免練習這個動作。）

方式

先把拜日式 A（First Surya Namaskara）的一到六個動作做一次，進入第七個動作時，一邊吸氣，一邊雙膝跪地，雙手十指互扣，手肘放在地上；這是第七個動作。接著一個吐氣和吸氣，把頭頂放在地上，互扣的雙手抱住後腦勺，然後再一個吐氣和吸氣，雙臂有力地往下推，雙腿打直併攏的往上提起來，全身收緊，腳趾指向天空，利用臂力保持身體挺直；這是第八個動作，停留的時候，呼吸必須深緩，越多次越好。再來，慢慢的吐氣，同時把腳放回地面，臀部靠腳跟，頭貼地，靜靜休息兩分鐘。之後一個吸氣和吐氣，往後跳到拜日式A（First Surya Namaskara）的第四個動作；這是第九個動作。之後的動作串聯和先前的體位法一樣。

練習者要注意，若只是把頭放在地上，雙腿提高，並不代表這就是頭倒立式（Shirshasana）；這是錯誤的觀念。不要以為頭倒立式（Shirshasana）是個簡單的體位法，練習者一定要謹慎學習它的練習方式。舉例來說，身體倒立時，練習者只能靠手臂支撐全身的重量。如果身體的壓力都在頭上，原本從心臟流向四肢的血液就無法流到頭頂細微的經脈。如果發生這種狀況，當練習者離開體位法、抬起頭的時候，血液瞬間灌入頭頂，可能會破壞腦部細小的經脈，損害身體和心智的成長，甚至造成幻覺、心理問題、疾病，或是壽命縮短。因此，練習者必須覺知、小心的練習。我親身接觸過很多不知道頭倒立式（Shirshasana）正確練習方式的人，他們看了書或照片就有樣學樣，結果練出了一身毛病，甚至害本來練習正確的人也心生畏懼。也有很多人原來因為練習方式錯誤而造成許多問題，後來修正練習之後，問題跟著不藥而癒。因此，我要再次提醒大家，務必謹慎練習頭倒立式（Shirshasana）。

有人說頭倒立式（Shirshasana）必須停留兩到五分鐘，否則有害身心。我必須強調，這是錯誤的觀念。古典文獻有記載：「我們可以停留在頭倒立式三小時（Yama matram vashe nityam）。」這是古代聖賢的練習經驗，也是正確的觀念。文中的yama就是三小時的意思。要停留在頭倒立式（Shirshasana）三小時，練習者應該先從五分鐘、十分鐘、十五分鐘開始，每次循序漸進的增加五分鐘就好。持續練習一段日子，幾個月或幾年後，自然可以在頭倒立式（Shirshasana）停留三小時。這樣練習頭倒立式（Shirshasana），才能達到滋養身體、感官、心智、思維的效果，進而從中獲益。然而，若只停留一到五分鐘，甚至連一分鐘都不到，是不會有任何特別的益處的。

停留在頭倒立式（Shirshasana）的時候，必須緊緊內收下腹部和肛門；換句話說，一定要啟動根鎖（mula bandha）。此外，身體保持筆直，呼吸深緩順暢，不要閉氣。

好處

持續練習頭倒立式（Shirshasana），溫熱的血液就可以潔淨連結到腦部和眼睛等感官的細小經脈，同時可以強化記憶力。它可以消除眼疾，讓瞳孔明亮，還能改善遠視，淨化五感。此外，頭倒立式（Shirshasana）還有一個獨一無二的好處，它可以讓食物、血液轉化而成的生命甘露來到頂輪（sahasrara chakra，人體最高的脈輪，靈性的甦醒都是在這裡發生）。智者認為死亡就是因為生命甘露流失，若能守住生命甘露，就能維持生命，因此我們要盡量保存它。只要身體裡有生命甘露，就可以展現青春活力。許多練習者的親身經驗再再告訴我們，持續不間斷的正確練習會帶給身體能量、光彩，還能增長智慧；經典中也有提到：「甘露流失意味死亡，守住甘露即是生命，所以無論如何都要保存甘露（Maranam bindu patena / Jivanam bindu dharanat / Tasmat sarvaprayatnena / Bindu dharanam abhyaset）。」

我再重申一次，若甘露流失就會接近死亡，若守住甘露就可守住生命，因此我們必須盡力守住它，而頭倒立式（Shirshasana）就是最好的方式。其實這個體位法的好處說不完，只能從練習中才能享受它帶來的喜悅。我們很難描述糖的甘甜，只有嘗過的人才知道那滋味多美好。所以就好像吃糖一樣，我們必須實際練習體位法，才能享受它帶來的喜樂。

我先前提過，很多人對於頭倒立式（Shirshasana）和其他的體位法有不同的觀點。有人認為過度練習頭倒立式（Shirshasana）會導致幻覺、其他疾病，甚至讓心臟衰弱；還有人認為不論練習多長、多短，都有害身心。這都是一些急欲沽名釣譽的作者編造出來的謬論。他們或許練過一些瑜伽的皮毛，或許自以為了解瑜伽科學，自稱為瑜伽行者。就某種程度而言，他們說的也沒錯，因為他們所謂的頭倒立式（Shirshasana）不過就是把頭放在地上，腿伸直提高而已。這樣的論調當然會讓有熱忱的練習者卻步，讓有心學習瑜伽的人恐慌；而創造出恐懼的人卻因此聲名大噪。畢竟只要夠譁眾取寵，名利自然會跟著來，不是嗎？不過這樣的謬論毫無根據。倘若瑜伽真的有害，人們早就放棄鑽研這門科學、早就對練習失去興趣、早就把帕坦加里等偉大瑜伽行者的箴言棄為敝屣了。

但是若追隨的老師對經典文獻了解深刻、觀念正確、遵循傳統，練習怎麼會有危險呢？若練習者本身也研讀經典、追根究底，並在虔敬的老師指導下不間斷的學習多年，累積練習經驗，並與同道中人為伍，又怎麼會練出傷害呢？許多偉大的靈魂親身體悟到瑜伽的本質，深信人類真正的目標是無私的服務人群；他們捨棄世間的歡樂與富貴，立志幫助他人，不求回報。這些偉大的靈魂讓世界更加美好，我們應當追隨他們的腳步，正確的學習經典；這樣的學習之道是絕對不會有害的。

還有人聲稱，年過四十就不該練習頭倒立式（Shirshasana），甚至任何瑜伽體位法；這並非經驗之談，也毫無文獻根據。畢竟，帕坦加里等偉大的賢者把瑜伽科學帶給人類，就是為了治癒疾病；而我們都是血肉之軀，自然都會受到疾病的侵害。難道四十歲以上的人就不會生病嗎？

身體就是疾病的棲身之處。當身體缺乏食物、睡眠，或面臨困境、貧乏時，疾病就會趁虛而入。因此，我們必須盡快把病痛治癒。從這樣的觀點來看，年老時心智自然會衰弱，感官也會跟著衰弱；當心智衰弱的時候，疾病很容易佔據身體，心理的療癒也不可或缺。總而言之，瑜伽練習並不受年齡限制。經典有云：「不論年輕人、老年人、非常衰老的人，或病痛疲弱的人，只要謹慎積極的練習，就會有所成就（Yuva vrddho'tivrddho va vyadito durbalo'pi va / Abhyasat siddhim apnoti / Sarvayogeshvatandritah）。」[9]這就是說，不論年輕人、老年人（老年人指的是六十歲以上的人，非常衰老的人指的是九十歲以上的人），男人、女人、病患、體弱者，只要練習瑜伽，就可以從中獲益。確實如此，任何人都可以練習瑜伽，男女老幼、病患或體弱者都可以練，只有懶人練不了瑜伽。

最後，有些瑜伽書籍說，頭倒立式（Shirshasana）應該是第一個練習的體位法，練完之後才能做其他動作；這樣的說法有違古典文獻，也缺乏經驗根據，而且提出這樣觀點的人絕對不了解人體。頭倒立式（Shirshasana）可以讓心智平和，消除疲憊。精通阿育吠陀的專家和有經驗的練習者都知道，如果早晨五點起床後就先做頭倒立式（Shirshasana），可能會導致各種病症。這是因為我們晚上吃的食物必須運輸到身體的七大組織（dhatus），才能滋養身體；而白天吃的食物沒有這樣明顯的功效。若要食物徹底消化，好讓養份進入血液裡，就必須和肝臟分泌的膽汁混合；食物完全消化後，養分才能輸送到身體的七大組織。身體無法吸收的殘渣就會轉化為糞便、尿液、汗或痰。肝臟分泌的膽汁若要和食物混合，就必須離開肝臟。除非膽汁已經和食物混合了、消化了、回到肝臟了，否則我們不該

9 《哈達瑜伽經》i：64。

刺激肝臟，創造出過多的熱（pitta vikara）。這是很重要的原則。若一早起床，膽汁都還沒循環全身上下，就立刻練習頭倒立式（Shirshasana），也沒有先做拜日式（Surya Namaskara）和其他體位法，膽汁就不會回到肝臟，反而會四處流竄，對腦部造成危害。然而，若先練習拜日式（Surya Namaskara）和其他體位法，血液就會變得溫熱、純淨，並且循環全身上下，促進膽汁回流到肝臟。最後再練習與肩立式（Sarvangasana）相關的七個動作和頭倒立式（Shirshasana），心臟、思維、心智就會潔淨、茁壯，這樣才能避免腦部毀傷，壽命才會延長。因此，練習者切忌先練頭倒立式（Shirshasana）。此外，練習完頭倒立式（Shirshasana）後，只能練習蓮花式（Padmasana）和呼吸法等靜態練習，不能再做體位法，否則有害身心。

37. 束腳蓮花式
BADDHA PADMASANA

束腳蓮花式（Baddha Padmasana）必須接在頭倒立式（Shirshasana）後練習。蓮花式分為兩種：束腳蓮花式（Baddha Padmasana）和簡單蓮花式（Kevala Padmasana）。瑜伽身印（Yoga Mudra）是從束腳蓮花式（Baddha Padmasana）變化而來，具有醫治疾病的功效；而蓮花式（Padmasana）則是練習冥想（dhyana）和呼吸法的基礎，也可以在其中練習鎖印和手印。束腳蓮花式（Baddha Padmasana）由十六個動作串聯而成，其中第八個動作是真正的體位法，第九個動作是很重要的瑜伽身印（Yoga Mudra）。練習者務必謹記。

方式

一開始，先把拜日式 A（First Surya Namaskara）的一到六

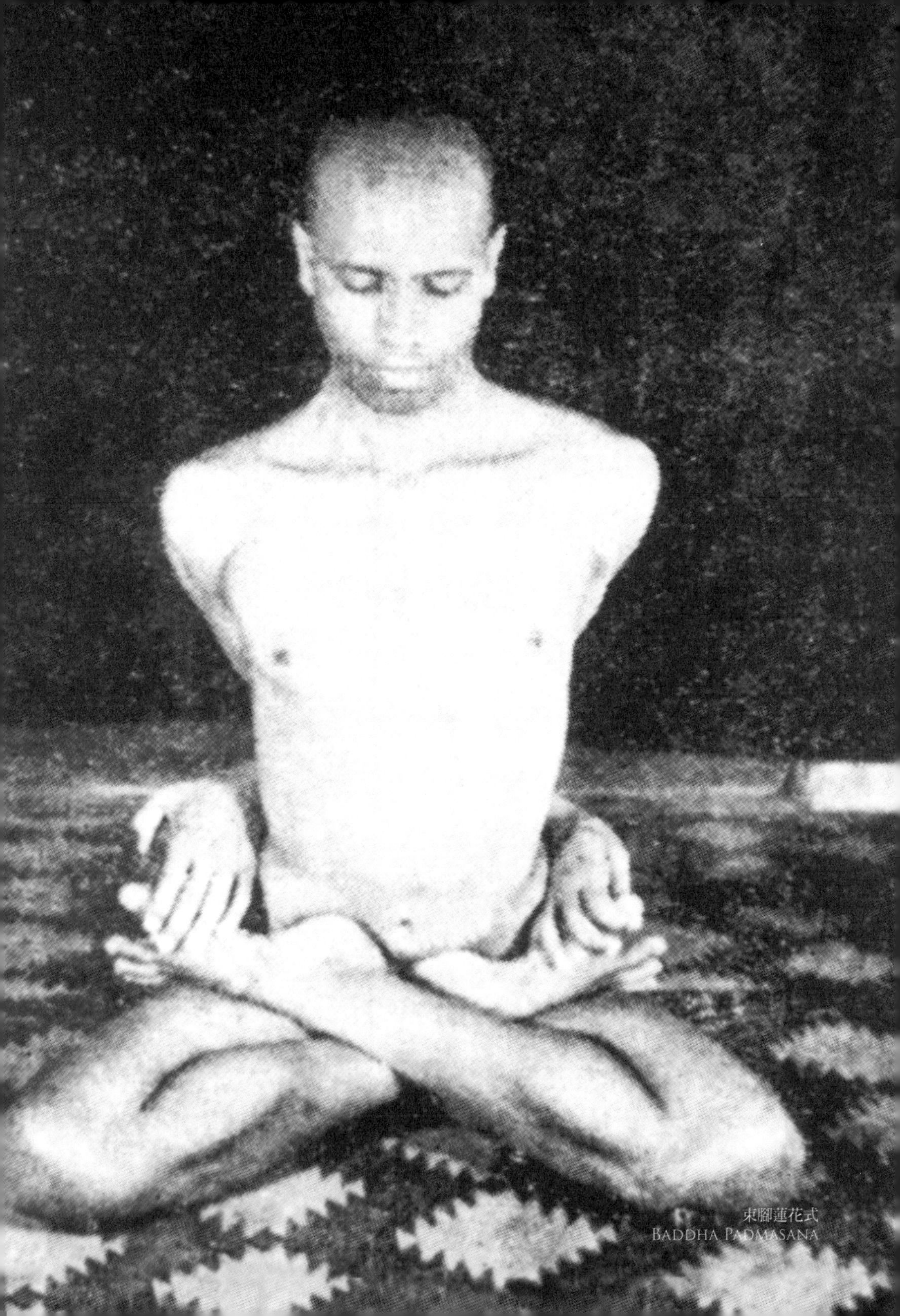

束腳蓮花式
BADDHA PADMASANA

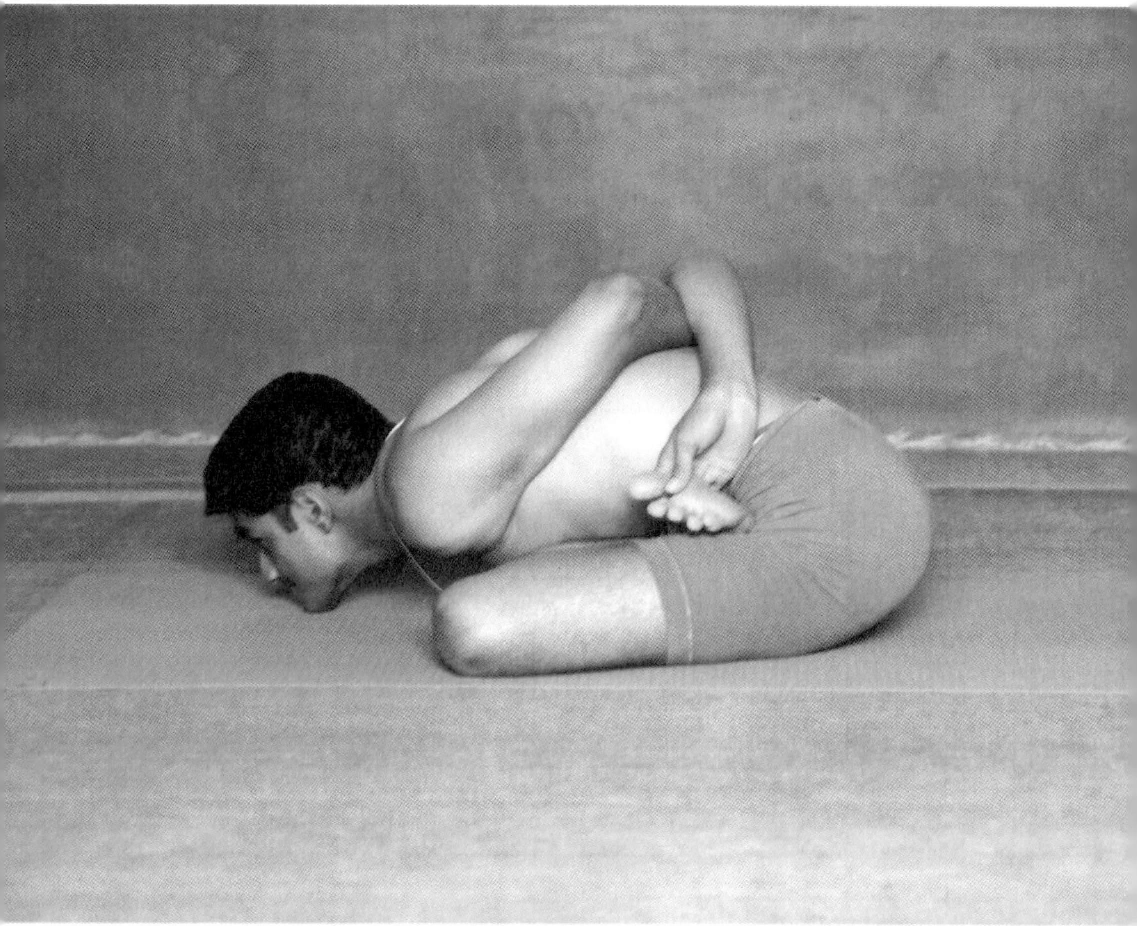

瑜伽身印
YOGA MUDRA

個動作做一次，接著進入第七個動作時，仿照西方延展式（Paschimattanasana）的方式往前跳穿後，雙腿併攏，挺胸直背，停留一個呼吸；這是第七個動作。再來，先把右腳腳掌放在左大腿上，再把左腳腳掌放在右大腿上，兩腳跟抵著肚臍兩側，雙手繞到背後，先用左手先抓住左腳大拇趾，再用右手抓住右腳大拇趾，胸口前推，脊椎挺直，微微低頭，讓下巴貼著胸口，停在這裡深呼吸；這是第八個動作。下一個吐氣時，慢慢把下巴放在地上，肚臍往內提，讓身體結實的前傾，停在這裡深呼吸；這是第九個動作，也就是瑜伽身印（Yoga Mudra）。接著吸氣時，不要鬆手，抬頭挺胸，把身體坐高就好；這是第十個動作。接下來的動作串聯跟先前體位法一樣。

38. 蓮花式
PADMASANA

蓮花式（Padmasana）又稱簡單蓮花式（Kevala Padmasana），適合練習呼吸法、冥想，或進行婆羅門日出和日落的宗教儀式（sandhya vandana），以及印度教的敬拜儀式（puja）等。它必須接在束腳蓮花式（Baddha Padmasana）後練習。

方式

一開始，先把束腳蓮花式（Baddha Padmasana）的一到七個動作做一次，接著先把右腳腳掌放在左大腿上，再把左腳腳掌放在右大腿上，兩腳跟抵著肚臍兩側，兩手在膝，雙膝在地，背、胸、腰都挺直，這就是蓮花式（Padmasana）。停留在這裡盡量深長的呼吸多次。之後的動作串聯跟先前體位法一樣。

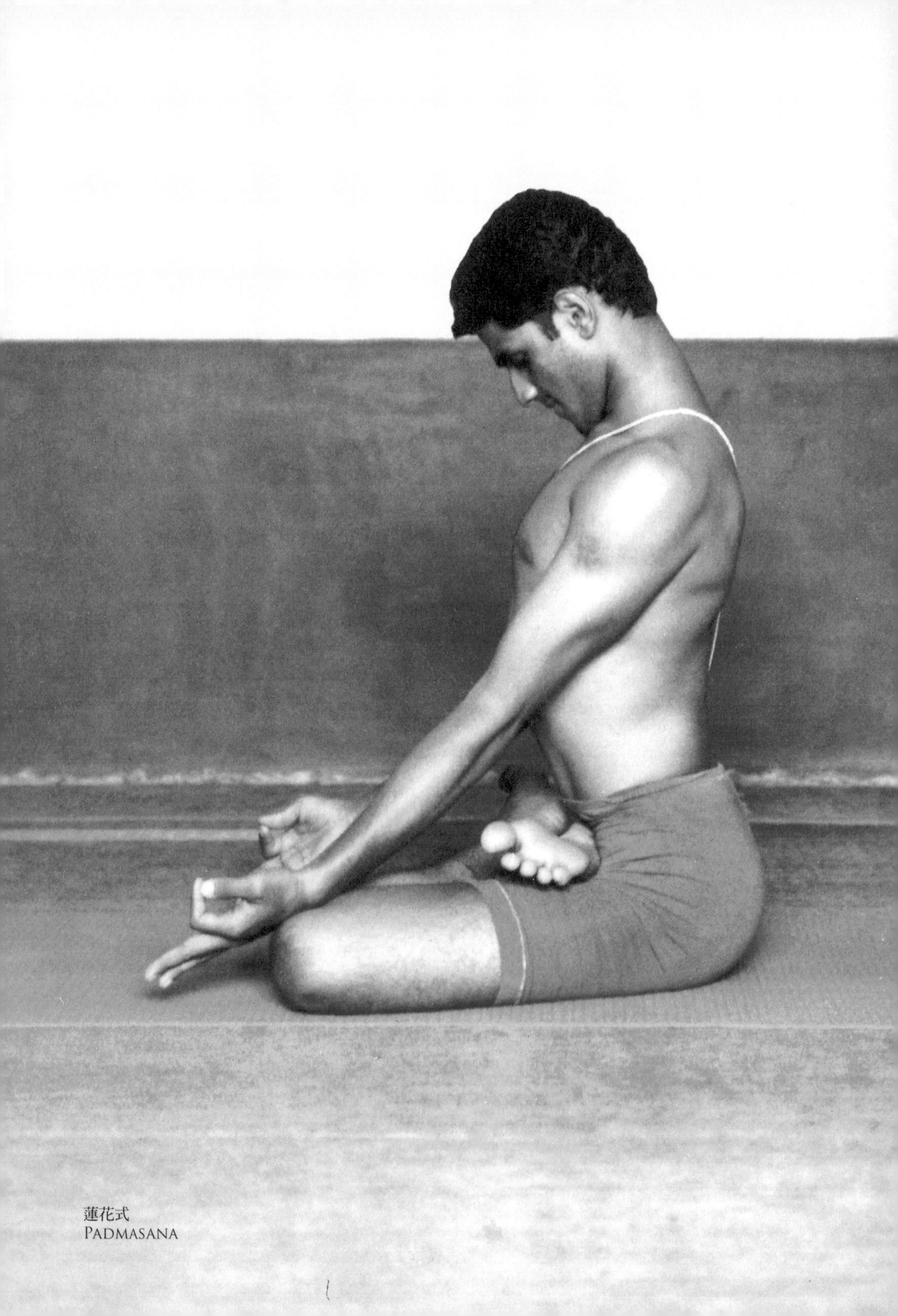

蓮花式
PADMASANA

束腳蓮花式（Baddha Padmasana）和蓮花式（Padmasana）的好處

在束腳蓮花式（Baddha Padmasana）的第九個動作瑜伽身印（Yoga Mudra）停留時，練習者應該觀想自己敬拜的神（ishta devata），並把視線放在眉心，盡量呼吸多次。這個練習很重要。束腳蓮花式（Baddha Padmasana）可以淨化肝臟和脾臟，讓脊椎直挺，並治療肛門的問題。這個動作既簡單又有用，不分老幼，對每個人都有助益。《奧義書》中常提到束腳蓮花式（Baddha Padmasana）偉大的效果。

許多偉大的聖者和先知都頌讚蓮花式（Padmasana），《瑜伽亞涅瓦奇亞》（Yoga Yagnavalkya）和《瓦西斯塔瑜伽》（Yoga Vasishta）中就曾提過，蓮花式（Padmasana）不但可以治療身體的疾病，還可以消除罪孽。總之，蓮花式（Padmasana）是最崇高的體位法，練習方式簡單，人人都可以練習。

39. 上提
UTH PLUTHI

上提（Uth Pluthi）並非真正的體位法，卻有極高的助益。

方式

練習完蓮花式（Padmasana）之後，不要解開雙腿，雙手穩穩壓著大腿兩邊的地板，用手的力量把身體提起來，停留在半空中，盡量飽滿的呼吸多次。手臂、脊椎、脖子都完全打直，下巴微微內收，眼觀鼻尖。接著，往後跳到拜日式 A（First Surya Namaskara）的第四個動作，之後的動作串聯跟先前體位法一樣。最後，往前跳穿後，躺下休息幾分鐘。練習到此結束。

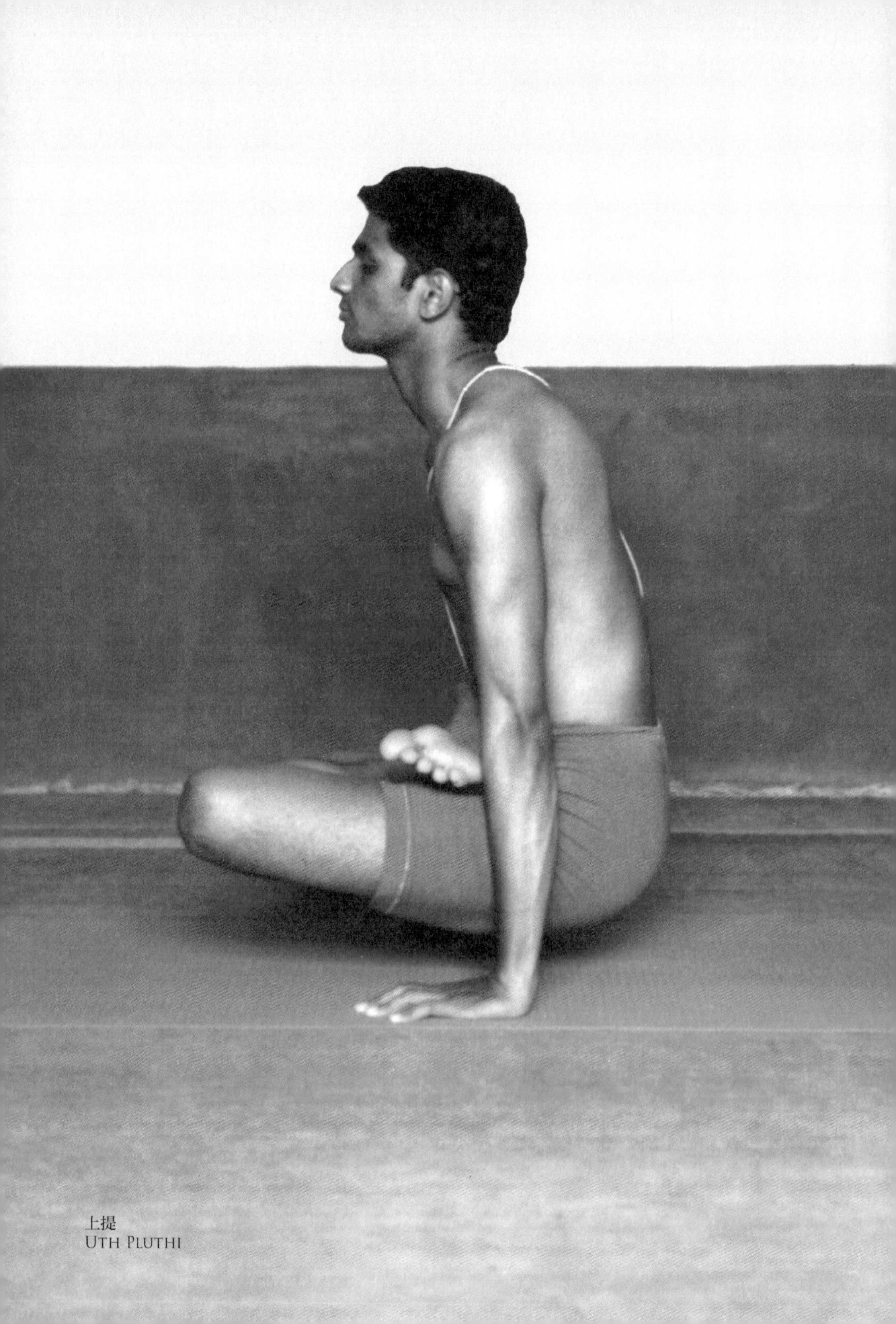

上提
UTH PLUTHI

好處

上提（Uth Pluthi）可以強化腰部，訓練腹部和肛門的控制力，慢慢打開薦骨處的三個結（granthis）。

我已經盡量完整的介紹這些具有療癒功效的體位法。這系列的練習屬於疾病療法（roga chikitsa），對於各種病症都具有改善效果。第二級的部分體位法也有療癒功能，有些則可以淨化身體（shodaka），但是不在本書的討論範圍內。有些第三級的體位法也有淨化功能，有些則可以治療重症，並讓身體維持強健有力。最後介紹的肩立式（Sarvangasana）、鋤式（Halasana）、膝蓋夾耳式（Karnapidasana）、向上蓮花式（Urdhva Padmasana）、胎兒式（Pindasana）、魚式（Matsyasana）、併腿延展式（Uttana Padasana）、頭倒立式（Shirshasana）和蓮花式（Padmasana）一定要在所有體位法之後練習，練習完這九個動作後，絕不能再練其他體位法。（若每天時間有限，最後也一定要做這九個動作。）如果練習者記住我提出的重點，謹慎練習以上體位法，必定可以在肉體和靈性上獲得豐足的收獲。

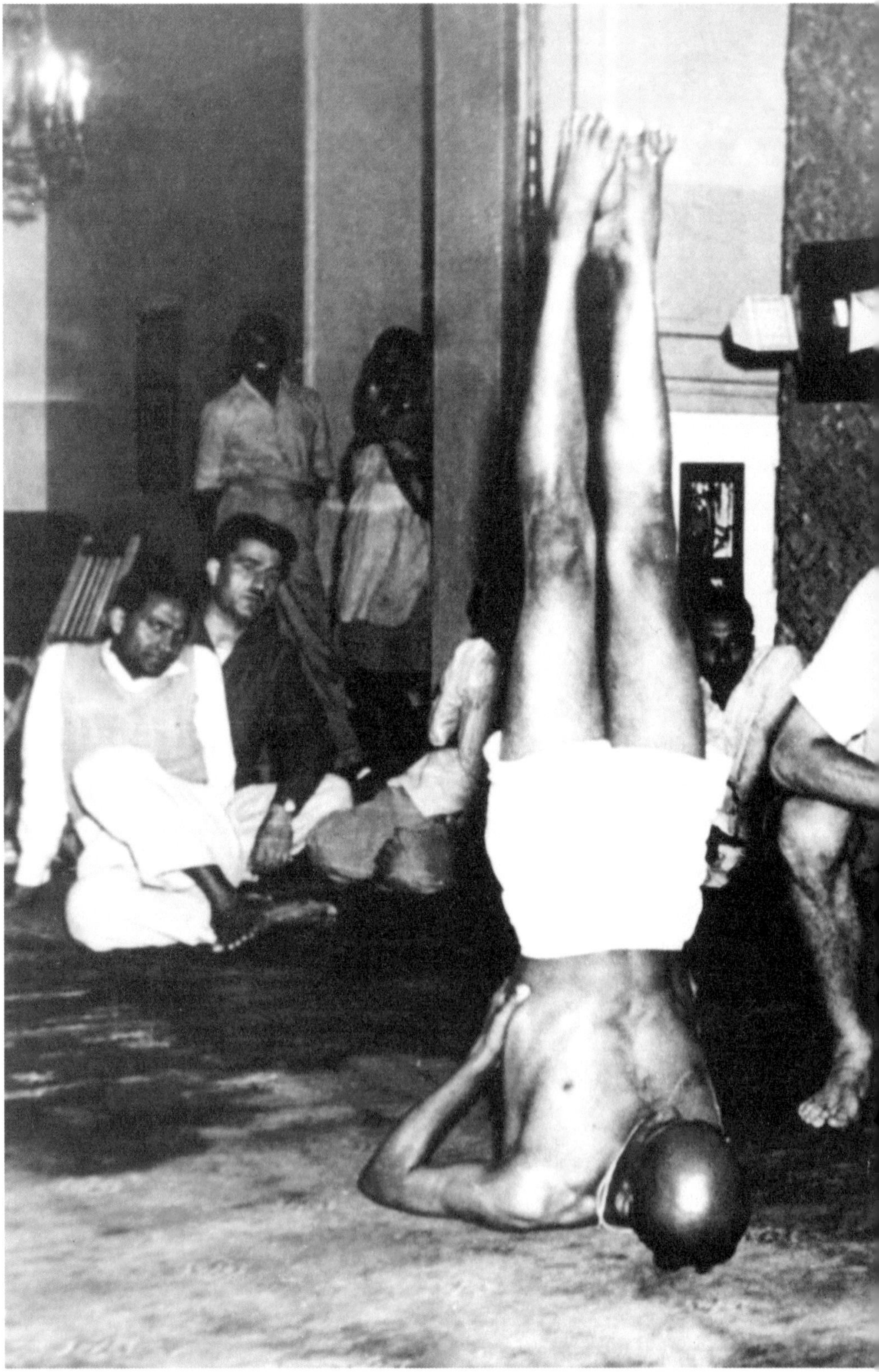

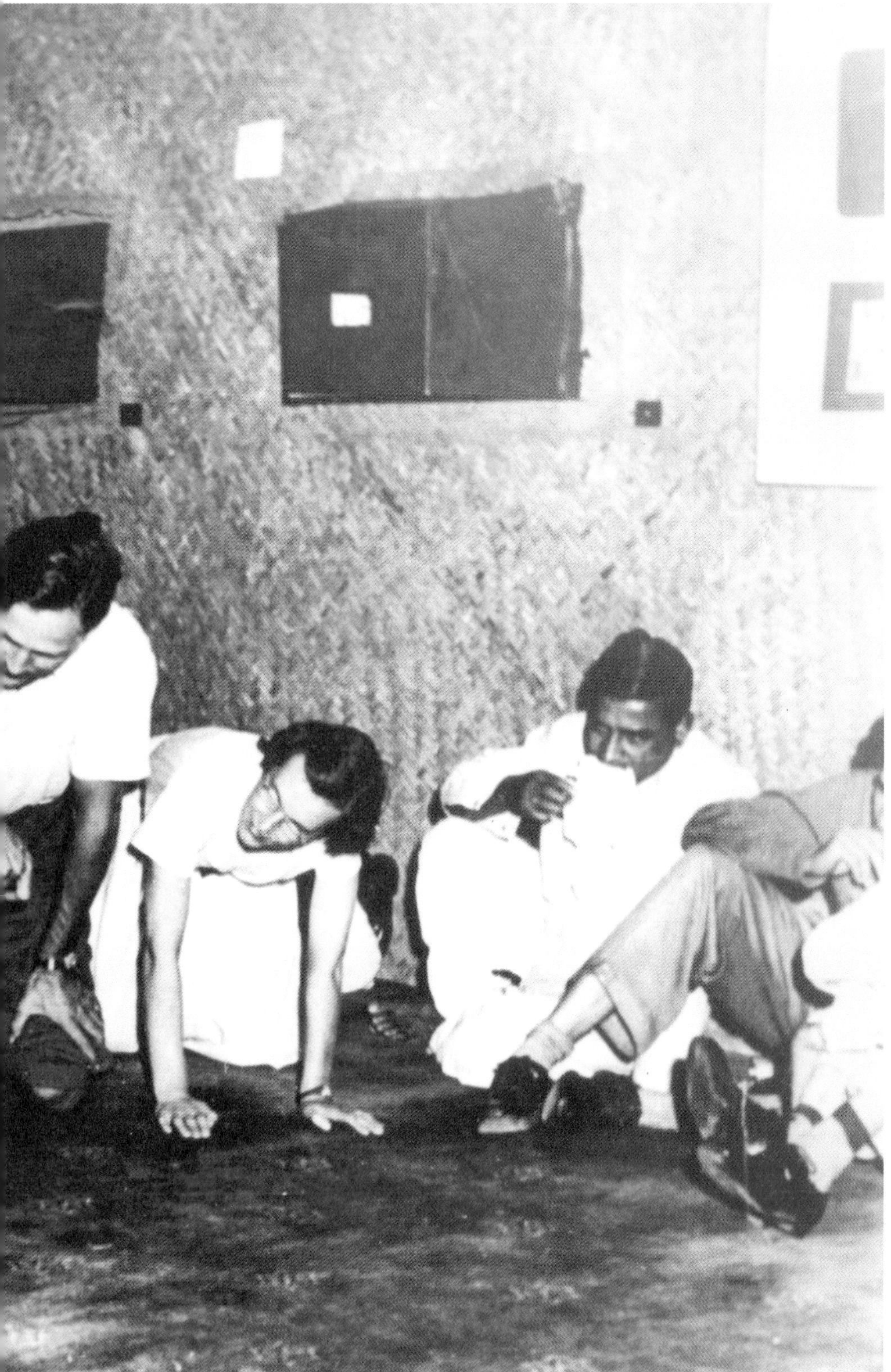

英譯者致謝

若沒有各方的慷慨協助，我絕不可能獨立完成翻譯《瑜伽瑪拉》這項艱鉅的任務。我要特別感謝：韋施瓦南・卡丹（Sri Vishwanath Kadam）和姜卓席卡（Dr. H. L. Chandrashekar）兩位翻譯、編輯狄爵・桑莫貝（Deirdre Summerbell）、編輯顧問斯瓦米尼地亞思南達（Swami Nityasthananda）、阿育吠陀專家安尼爾・庫馬（Dr. Anil Kuma）、製作助理強・賀齊（Jon Hertzig）、設計師卡提・羅塔泰伯（Kathi Rota-Tebb）。感謝霍頓・羅爾（Holton Rower）提供封面和部分照片，也謝謝史蒂芬・克斯尼亞斯基（Stephan Crasnianski）提供夏勒斯的體位法照片，還要特別感謝維亞・休斯頓（Vyaas Houston）以及美國梵文研究所（the American Sanskrit Institute）的譯者、斯瓦米普拉涅馬南達（Swami Prajnatmananda），以及滿祝・喬艾斯（Manju Jois）的解釋。謝謝寇特妮・海恩（Courtney Hayne）、卡拉・史登（Kara Stern）和喬治・米諾（George Minot）的校稿。

我特別感謝帕達比・喬艾斯與夏勒斯不辭辛勞的修改手稿，也謝謝喬瑟琳・史登（Jocelyne Stern）無比的耐心與支持。

我要把這本書的英譯本獻在恩師帕達比・喬艾斯的蓮花足前，也以此紀念他的妻子瑟薇特拉瑪・喬艾斯（Savitramma Jois），她宛如我們在印度的母親一般。

艾迪・史登 Eddie Stern

LOCUS

LOCUS

LOCUS

LOCUS